PALÄO-DIÄT

Paleo Rezepte Für Biohacker Und Einsteiger in Die Paleo Küche

(Paleo-diät Und Andere Diäten - Das Ist Die Beste Diät Für Gewichtsverlust)

Patrick Abendroth

Herausgegeben von Alex Howard

© **Patrick Abendroth**

All Rights Reserved

Paläo-diät: Paleo Rezepte Für Biohacker Und Einsteiger in Die Paleo Küche (Paleo-diät Und Andere Diäten - Das Ist Die Beste Diät Für Gewichtsverlust)

ISBN 978-1-77485-033-6

☐ Copyright 2021 Alle Rechte vorbehalten.

Dieses Dokument zielt darauf ab, genaue und zuverlässige Informationen zu dem behandelten Thema und Themen bereitzustellen. Die Publikation wird mit dem Gedanken verkauft, dass der Verlag keine buchhalterischen, behördlich zugelassenen oder anderweitig qualifizierten Dienstleistungen erbringen muss. Wenn rechtliche oder berufliche Beratung erforderlich ist, sollte eine in diesem Beruf praktizierte Person bestellt werden.

- Aus einer Grundsatzerklärung, die von einem Ausschuss der American Bar Association und einem Ausschuss der Verlage und Verbände gleichermaßen angenommen und gebilligt wurde.

Es ist in keiner Weise legal, Teile dieses Dokuments in elektronischer Form oder in gedruckter Form zu reproduzieren, zu vervielfältigen oder zu übertragen. Das Aufzeichnen dieser Veröffentlichung ist strengstens untersagt und jegliche Speicherung dieses Dokuments ist nur mit schriftlicher Genehmigung des Herausgebers gestattet. Alle Rechte vorbehalten.

Die hierin bereitgestellten Informationen sind wahrheitsgemäß und konsistent, da jede Haftung in Bezug auf Unachtsamkeit oder auf andere Weise durch die Verwendung oder den Missbrauch von Richtlinien, Prozessen oder Anweisungen, die darin enthalten sind, in der alleinigen und vollständigen Verantwortung des Lesers des Empfängers liegt. In keinem Fall wird dem

Verlag eine rechtliche Verantwortung oder Schuld für etwaige Reparaturen, Schäden oder Verluste auf Grund der hierin enthaltenen Informationen direkt oder indirekt angelastet.

Der Autor besitzt alle Urheberrechte, die nicht beim Verlag liegen.

Die hierin enthaltenen Informationen werden ausschließlich zu Informationszwecken angeboten und sind daher universell. Die Darstellung der Informationen erfolgt ohne Vertrag oder Gewährleistung jeglicher Art.

Die verwendeten Markenzeichen sind ohne Zustimmung und die Veröffentlichung der Marke ist ohne Erlaubnis oder Unterstützung durch den Markeninhaber. Alle Warenzeichen und Marken in diesem Buch dienen nur zu Erläuterungszwecken und gehören den Eigentümern selbst und sind nicht mit diesem Dokument verbunden.

INHALTSVERZEICHNIS

KAPITEL 1: WIE SIE DEN HUNGER LOS WERDEN KÖNNEN 1

KAPITEL 2: WAS HAT EIN HÖHLENMENSCH GEDIEH 4

- EIER 5
- FISCH 6
- FISCHROGEN 12
- FISCHÖLE 14
- ALGEN 15
- SCHALENTIERE 17
- FRÜCHTE 18
- GEMÜSE 19
- NÜSSE UND SAMEN 20
- ROTES FLEISCH 21
- WEIßES FLEISCH 23
- PILZE 24
- SAUCEN, GEWÜRZE UND AUFSTRICHE 26
- ÖLE 28
- FERMENTIERTE LEBENSMITTEL 29
- GETRÄNKE 32

KAPITEL 3: ABENDESSEN 34

ZUM FRÜHSTÜCK 34

- KOCHBANANEN MIT SÜßEN FRÜCHTEN 36
- GURKENBOOTE MIT WACHTELEIERN 38
- ZUCCHINI-FLEISCHBÄLLCHEN MIT PFEFFER-SALSASAUCE 40
- PUTENSCHINKENBRÖTCHEN 43

VANILLE CHIA PARFAIT 45
SPINAT UND PILZ FRITTATA 46
PALEO BANANENPFANNKUCHEN 47
GEKÜHLTE ERDBEERE LAVENDEL-SUPPE 49
RINDFLEISCH UND BROKKOLI 50
FRÜHLINGS-LAMM TRAUM 51
CRISPY TEMPEH SANDWICH 52

Gemüsefrittata	53
Erdbeersmoothie	54
Rührtofu	56
Gemüse-Puten-Curry	57
Knusprige Gemüsebällchen mit Zitronen-Remoulade	60
Gemüsepfanne mit grünem und weißem Spargel	62
Wokgemüse mit Tofu	64
Low Carb-Pfanne mit Huhn	66
Kräuter-Steaks	67
Gemischtes Gemüse mit Hüttenkäse	68
Tofu-Knusper-Nuggets	71
Chinesische Fu Yung Hai Pfannkuchen	72
Kokosnuss Kuchen	73
Makadamiawaffeln	74
Honig Apfelmus	76
Cashew Smoothie	77
Blumenkohl-Milchreis	78
Frühstücksmuffins	80
Einfacher Frühstück Hackbraten	82
Hervorragendes Zucchini-Frühstück	84
Frühstück Spinat Genuss	86
Tolle Französische Eier	88
Orangendessert	90
Erfrischendes Obstgericht	92
Spezielles Vanille-Dessert	93
Die Beste Marmelade Aller Zeiten	95
Schokoladenkuchen	96
Karottenkuchen	98
Mandel-Frischkäse-Kuchen	100
Leckere Kürbisbeilage	102
Beilage mit Speziellem Geschmack	104
Artischocken Freude	105
Köstlicher Blumenkohlreis	107
Grüne Bohnen Beilage	108
Einfache Glasierte Karotten	110
Sommer Lamm Vorspeise	111

Leckere Rübenstangen	113
Einfache Rindfleisch-Party-Pastetchen	115
Lachslaibchen	117
Verrückte und Einzigartige Vorspeise	119
Krabben Vorspeise	121
Spezielle Artischocken	122
Verrückter Karottenauflauf	124
Aromatisiertes und Leckeres Huhn	126
Weißfischgenuss	128
Anderer und Spezieller Eintopf	129
Paprikasuppe	131
Pilztasse mit frischen Eiern	133
Paleo Frittata	134
Schoko Zucchini Pfeilwurz Muffin	136
Gefüllte Paprika	137
Käseomlett mit Tomaten	138
Auflauf aus Hackfleisch und Blumenkohl	140
Minziger Morgen Obstsalat	142
Grünes und gelbes Gebäck	143
Apfelmuffins	144
Gefüllte Aubergine	145
BORSCHTSCH	147
Schnittlauchlachs mit pochierten Eiern	149
Vanillebrot mit feiner Mandelnote	150
Eier mit Curry-Füllung	152
Wurst-Ei-Muffin Paleo-Style	154
Süßkartoffel und Pinienkern Frittata	155
Rosenkohl mit Maronen und Fenchel	158
SALAT MIT KNACKIGEM SPECK	159
Meeresfrüchte mit Zucchini-Nudeln	161
Sesam-Erdbeer-Salat	163
Dill Essiggurken	166
Gegrillter Ananas-Burger	168
Fisch & Gemüse-Curry	169
HUMMUS MIT ROTER BETE	170
Schrimps mit Paleo Reis	171

MEDITERRANE FISCHSUPPE	173
JAKOBSMUSCHEL CEVICHE	176
SCHOKORIEGEL MIT CRANBERRIES UND NÜSSEN	178
PALEO FLADENBROT MIT GEMÜSE	180
KOHLROULADEN ALS ZEITREISE IN DIE VERGANGENHEIT	183
GESÜSSTE BABYKAROTTEN	186
MANDELMILCH-FRISCHKÄSE	187
PALEO APFEL MUFFIN	188
SÜSSKARTOFFELNUDELN MIT ORANGENHÄHNCHEN	190

Kapitel 1: Wie Sie den Hunger los werden können

Da bleibt zu guter Letzt ja eigentlich nur noch eine offene Frage zu klären. Wenn Sie Ihre Nahrung umstellen und fortan nach dem Paleo Lebensprinzip essen und leben wollen, dann werden Sie das am Anfang sicher merken. Dieser ganzheitliche Prozess nimmt Zeit in Anspruch und das merken Sie nicht nur an Ihrer Leistungsfähigkeit, sondern auch an der Umstellung Ihres Körpers. Zum Beispiel bringt eine solche Umstellung oft den Umstand mit sich, dass Sie ein ständiges Hungergefühl verspüren. Das liegt daran, dass Sie sich anders ernähren und auf bestimmte Lebensmittel verzichten, auf die Sie sonst zwischendurch mal Hunger hatten. Nehmen Sie sich für Paleo die Zeit, die dieser Ansatz auch verdient. Um das vorübergehend entstehende Hungergefühl zu unterdrücken, müssen Sie auch nicht zur Chemiekeule oder anderen schädlichen Präparaten greifen. Sie können dieses Gefühl auch auf ganz natürliche Weise unterdrücken.

Wie Hunger eigentlich entsteht

Beim Hungergefühl handelt es sich um eine natürliche Empfindung, die der Mensch für gewöhnlich als negativ wahrnimmt. Hunger äußert sich durch ein Knurren im Magen oder ein unwohles Gefühl in der Magengegend. Der Verdauungstrakt sendet dabei eine Information an das menschliche Nervensystem, was uns dann wiederum sagt, wir leiden unter Nahrungsmangel, es muss etwas zu essen zugeführt werden. Nach der Umstellung auf die Paleo Diät kommt es zu einem häufigeren Hungergefühl. Das liegt im Wesentlichen daran, dass die Ernährung auf unbehandelte und gesunde Lebensmittel umgestellt wird. Sie verzichten dann auf die schnellen Energielieferanten, von Zucker, ungesättigten Fetten und Milch. Ihr Körper muss diese ungesunden Energien auch nicht verarbeiten, sondern versucht im Zuge der Paleo Lebensweise auf die vorhandenen Reserven im Körper zurückzugreifen. Diese müssen Sie jedoch erst einmal ausreichend schaffen, damit Ihr Stoffwechsel auch darauf zurückgreifen kann. Deshalb haben Sie am Anfang ständig Hunger, auch wenn Sie gerade etwas gegessen haben. Nun dürfen Sie natürlich nicht den Fehler machen und was Schnelles Kleines essen. Dann ist der ganze Ansatz für die Katz und Sie verfallen schnell wieder in alte Muster.

So werden Sie den Hunger wieder los

Den Hunger werden Sie am schnellsten wieder los, wenn Sie von vorn herein richtig essen. Achten Sie also bei der Wahl der Nahrungsmittel darauf, dass der Körper ausreichend mit allen wichtigen Nährstoffen versorgt wird. Greifen Sie zu fettreichen und proteinhaltigen Nahrungsmitteln. Diese haben ein gutes Sättigungsgefühl, welches auch deutlich länger anhält. Essen Sie also frisches Fleisch oder Eier und verzehren Sie eine große reichhaltige Gemüsebeilage dazu. Sie werden sehen, Sie sind länger satt und der stetige Appetit wird verschwinden.

Da die Paleo Lebensweise jedoch eigentlich beinhaltet bewusst und nachhaltig zu denken, zu essen, zu kochen und zu leben, dürfen Sie Ihrem Hungergefühl auch nachgehen. Essen Sie, wenn Sie Hunger verspüren. Schließlich zeigt ihnen der Körper dann, dass er Nährstoffe braucht. Achten Sie einfach nur darauf, was Sie essen, denken Sie also ganzheitlich. Wichtig ist außerdem, dass Sie sich nicht unter Druck setzen. Richtig essen können Sie nur, wenn Sie sich wohl fühlen, sich Ihr Körper und Ihre Seele also in einem harmonischen Gleichgewicht befinden. Nur wenn Sie sich gut fühlen, gezielt und motiviert an die Sache gehen, können Sie auch vom langfristigen Erfolg der Paleo Diät profitieren.

Kapitel 2: Was hat ein Höhlenmensch gedieh

Wenn du noch bei mir bist, dann zeigt es, dass du weißt, dass die Paläo-Diät dein Leben verändern kann. jetzt, da Sie wissen, was sie beim Übergang zur Paläo-Diät erwartet, lassen Sie uns erkunden, was ein Höhlenmensch tatsächlich ahatte.

Ich stellte mir genau diese Frage, denn der Gedanke, die Rinde von meinem Hinterhofbaum zu essen und mysteriöse Wurzeln auszugraben, machte mich ein wenig nervös. Ich konnte mich auch nicht erinnern, als ich das letzte Mal ein Tier jagen musste, um es zu essen; vielleicht in 91', aber ich war damals viel jünger.

Ich verstand die ganze Prämisse, nur das zu essen, was man aus dem Land bekommen konnte, aber mehr Klärung brauchte, wie ich sicher bin, dass Sie es tun. Ich meine wirklich, war ich stecken Essen die Beeren auf den Bäumen sage ich meinen Kindern nicht zu essen, oder würde ich mein eigenes Gewächshaus im Hinterhof zu starten?

wie ich die Paläo-Diät erforschte, begann ich zu erkennen, dass die Auswahl an ganzen natürlichen Lebensmitteln fast grenzenlos sind. es gibt wirklich keine Notwendigkeit, den Kauf von verpackten verarbeiteten Gegenständen zu halten, nur um Abwechslung zu haben. Ich habe versucht, eine umfangreiche Liste von Paläo-Diät sichere Lebensmittel und Getränke, die Sie in Ihre täglichen Mahlzeiten enthalten können erstellen.

wie immer, wenn möglich, stellen Sie sicher, dass Sie Bio wählen und unterstützen Sie Ihre lokalen Bauernmarkt. Sie sollten auch saisonales Obst und Gemüse für eine erhöhte Vielfalt nutzen. denken Sie immer an die minimalistische Denkweise, die Sie haben möchten, um einen übermäßigen Konsum zu vermeiden. nur weil Sie eine Fülle von Lebensmitteln kaufen können, bedeutet nicht, dass Sie müssen.

- Eier
was enthalten ist:

Die Ernte von "wilden" Eiern ist in der heutigen Zeit fast unmöglich, daher wäre es eine weitaus bessere Option, lokale Farmen zu bevormunden, die frische Eier verkaufen. Dies ist eine Möglichkeit, um sicherzustellen, dass zumindest, Sie erhalten frischere Chargen von Eiern im Vergleich zu denen, die Sie im Supermarkt kaufen. frischere Eier enthalten höhere Nährstoffe, was immer vorteilhaft für die Paläo-Diät ist. Kleinere Betriebe verkaufen auch mehr Bio-Produkte (auch ohne diese offen zu werben) im Vergleich zu Eieranbauanlagen.

Realistisch gesehen haben die meisten von uns aber nur Zugang zu Supermarkteiern. in diesem Fall können Sie die Eier, die beschriftet sind, sicher integrieren mit:

• angereichert mit Omega-3, Freiland- oder Käfigfrei, kostenlosem Roaming

- biologisch, weide- oder weidebegrünt

um Ihre Paläo-Diät zu ergänzen, können Sie auch Eier aus:

- Schwarzkopfmöwen, Enten, Gänse, Perlhühner, Fasane und Wachteln

- eingelegte Eier können hinzugefügt werden, wenn Sie sich entscheiden, niedrige Natriumzucker freie zu kaufen. besser noch, sie können einige paleo freundliche Rezepte im Internet finden und Ihre eigenen machen.

- Straußeneier, wenn Sie sie finden können. Ein Straußenei zu konsumieren ist gleichbedeutend mit dem Verzehr von etwa 24 Hühnereiern, so dass Sie vielleicht ein Familienfrühstück um sie herum planen möchten.

Wenn es um Eier geht, ist die empfohlene Menge, die Sie pro Woche essen sollten, sehr umstritten. Ich habe alles gelesen, von einem Ei pro Woche bis zu zwei ganzen Eiern pro Tag. Sie müssen entscheiden, wie viele Eier für Sie richtig sind, und wenn Sie besorgt sind, erhalten Sie Ihr Cholesterin regelmäßig überprüft. Ihre Taille wird Ihnen auch sagen, wenn Sie zu viele essen.

- Fisch
was enthalten ist:

Wenn es um Fisch geht, kann jeder wilde oder frisch gefangene Fisch sicher in Ihre Paläo-Diät integriert werden. Sie können oft finden, dass diese in Ihrem lokalen Lebensmittelgeschäft verkauft werden oder wenn Sie das Glück haben, von einem Gewässer zu leben, Ihr lokaler Fischer. es gibt auch nasse Marktverkäufer in Fischständen, wo der Umsatz für Meeresfrüchte schnell ist.

Wildfische haben in der Regel nicht annähernd so viele Schwermetallgifte wie Zuchtfische, was sie zur besseren Wahl macht. Zuchtfische haben aufgrund ihrer beengten Lebensbedingungen in ihren Gehegen mehr Krankheiten, Toxine und Antibiotika. ihre Ernährung basiert hauptsächlich auf künstlichen Futtermitteln, die ebenfalls dazu beitragen.

Deshalb gehen viele dieser Zuchtfische direkt an Lebensmittelverarbeitungsbetriebe. ihr Fleisch muss zunächst umfassend behandelt werden, um für den menschlichen Verzehr geeignet zu sein.

aber wie immer haben viele von uns nur Zugang zu Supermarktfischprodukten, die fast immer von Zuchtfischen stammen. wenn dies tatsächlich der Fall ist, stellen Sie immer sicher, dass Sie den Fisch zuerst kochen, bevor Sie ihn konsumieren.

vermeiden Sie, diese Fische roh zu essen, wie Sushi. Wenn Sie möchten, können Sie stattdessen Sushi-Fleisch von Ihren lokalen Fischhändlern oder Fischhändlern kaufen. Spülen Sie das Fischfleisch, wenn Sie nach Hause kommen, dann legen Sie die Fische im tiefen Gefrierpunkt für ein paar Minuten (ein Prozess namens Flash Freezing.) dies hilft, Bakterien und andere mögliche Krankheitserreger zu zerstören. Das Fleisch für ein paar Minuten auftauen, bevor Sie es für Sushi-Gerichte verwenden.

einige der besten (und sichersten!) Fische, die Sie für Sushi verwenden können, sind:

Großaugenthun ist schlanker und milder schmeckenals sein größerer Cousin: der Rote Thun. Wenn Sie keinen Zugang zu wildem und frisch gefangenem Großaugenthunfisch haben, entscheiden Sie sich immer für Fisch, der als Meeresboden bezeichnet wird.

• Roter Thun kann Wahlschnitte wie liefern: akami (reines rotes Fleisch ähnlich der festen Textur von Filet Mignon), chu-toro (Tuna Bauch, der oft mit Fett marmoriert wird) und o-toro (die aus dem fettigsten Teil des Thunfischbauchs kommt, und hat eine Schmelze-in-Ihr-Mund-Textur). einige Rote Thuner werden in Fischfarmen aufgezogen, aber diese werden oft immer gefroren verkauft. um diese Fische zu vermeiden, kaufen Sie immer Ihren Roten Thun Fleisch frisch.

Gelbflossenthunfisch ähnelt großäugigem Thunfisch, mit der Ausnahme, dass dieser Fisch in tropischeren Klimazonen wächst. Im Gegensatz zu Großaugenthunfisch hat der Gelbflossen jedoch ein tiefrosa Fleisch und nicht das übliche purpurrote. als Sushi ist Gelbflossenthunfisch schlanker und milder schmeckend. sein Fleisch ist fester als Roter Thun oder

Großaugenthun, und als Bonus wird immer in der Wildnis gefangen.

Hamachi oder Buri bezieht sich auf junge Gelbschwanzfische oder den japanischen Amberjack. das Fleisch von diesem Fisch ist fettreich, weshalb es für seinen butterigen, aber scharfen Geschmack sehr geschätzt wird. dieser Fisch wird oft in Fischfarmen aufgezogen, aber einige wenige werden noch in freier Wildbahn gefangen. die gute Nachricht ist, dass dieser Fisch natürlich resistent gegen Schwermetallgifte ist, so gibt es wenig Ernährungsunterschiede zwischen gezüchteten Hamachi und denen in der Wildnis gefangen.

• Tai oder roter Schnapper. viele der roten Schnapper, die wir in Supermärkten finden, sind auf dem Meer gezüchtet, was sie weniger anfällig für den Erwerb schädlicher Giftstoffe macht. in bestimmten Gebieten wird dieser Fisch immer noch in freier Wildbahn gefangen. als Sushi hat es einen sehr milden Geschmack mit einer zarten Textur.

• Lachs ist ein sehr fettiger Fisch, der organisch hohe Mengen an Omega-3-Ölen in seinem Fleisch hat. als Sushi hat es einen herzhaften Geschmack mit einem butterigen Nachgeschmack. Wild gefangener Lachs ist immer am besten. sein Fleisch hat einen auffälligeren rosa-orange Farbton, im Vergleich zu dem extrem blassrosa Fleisch von Zuchtlachs. wenn möglich, vermeiden Sie den Verzehr von letzterem, wenn Sie können.

Nach mehreren Studien enthält Zuchtlachs hohe Mengen an Toxinen, die die Entwicklung von Krebszellen beim Menschen fördern. daher sollten diese Fische niemals roh verzehrt werden. um Zuchtlachsfleisch für den menschlichen Verzehr geeignet zu machen, wird es in der Regel ausgiebig verarbeitet. Zuchtlachsfleisch wird zu Lachskonserven, gefrorenen Lachsmahlzeiten und kochfertigen Lachsfingern verarbeitet.

um sicherzustellen, dass Sie keinen Zuchtlachs kaufen, kaufen Sie nur von Ihrem vertrauenswürdigen Fischhändler und geben Sie immer an, dass Sie einen wollen, der aus der Wildnis gefangen wurde. kaufen Platten von Lachsfleisch oder Steaks, und nie das würfel- oder Hackfleisch. Auch Wildlachsfleisch muss eingefroren werden, bevor es für Sushi zubereitet wird.

Es gibt andere Fische, die Sie für Sushi oder rohe Fischgerichte verwenden können, aber es wird dringend empfohlen, diese sehr sorgfältig vorzubereiten, um Lebensmittelvergiftungen oder bakterielle Kontaminationen zu verhindern. wenn es Zweifel sollten Sie mit den sichereren Optionen, wie oben angegeben bleiben.

mögliche Sushi-Fleisch-Ersatzstoffe, die Sie in Ihre täglichen Mahlzeiten einbeziehen können, sind:

- Flunder, Gizzard-Shad (Kohada), Heilbutt, Makrele, Poren und Wolfsbarsch

Es gibt viele Arten von Fisch, die Sie für Ihre Paleo-Diät kochen können, und Sie können im Grunde die Regel verwenden, wenn es Flossen und Schwimmen hat, können Sie es essen.

was nicht enthalten:

alle verarbeiteten Lebensmittel sollten eliminiert oder sparsam verzehrt werden. dazu gehören Fischprodukte wie:

- abgefüllte oder eingelegte Fischerzeugnisse, da diese einen hohen Salz- und Zuckergehalt enthalten. leider, auch wenn Sie sie selbst pflücken, müssten Sie immer noch eine Menge Salz vor und während des Beizens verwenden, um den Fisch vor dem Verderben zu bewahren. Ich habe gelesen, dass es einige eingelegte Hering, die Die Menschen halten paleo freundlich, aber Sie müssen die Etiketten zu lesen und die Wahl selbst zu treffen.

Fischfleischkonserven enthalten Zuchtfischfleisch, das sich langfristig als gesundheitsschädlich erweisen könnte. bei Konserven mit aromatigen Saucen werden diese aus Fischnebenprodukten hergestellt, die nur einen Schritt davon entfernt sind, Heimtierfutter zu werden. Sie wollen sicherlich nicht diese konsumieren, Paleo-Diät oder nicht.

- Gefrorene Fischmahlzeiten, fertig zum Kochen und/oder mikrowavable Fischartikel werden aus

Fischnebenprodukten aus verschiedenen Lebensmittelverarbeitungsbetrieben hergestellt, die ausgiebig verarbeitet und dann mit raffinierten Mehlen vermischt werden. diese werden gefriergetrocknet, um das resultierende "Fleisch" der Weiterverarbeitung (wie der Formgebung des Fleisches in Baumstämme oder Quadrate) standhalten zu lassen, bevor es langen Anfällen chemischer Konservierung ausgesetzt wird. dabei hat das Fleisch alle seine natürlichen Aromen, Nährstoffe, Farben und natürliche Textur verloren. diese werden später mit mehreren chemischen Prozessen und Bootsladungen von Lebensmittelzusatzstoffen künstlich rekonstituiert.

Beispiele hierfür sind:

• gebackene Fischfinger, Fisch-Burger, Fischfinger, Fisch Hot Dogs, Fisch-Nuggets

• simulierte Krabbenstäbchen oder Surimi werden ebenfalls aus rekonstituierten Fischen hergestellt.

• marinierte Fischfilets oder fertig ekulierte Fischprodukte werden oft über lange Zeiträume in Sole und/oder Sojasauce eingeweicht. einige werden mit künstlichen Lebensmittelfarben besprüht, um diese schmackhaft aussehen zu lassen.

- Fischrogen
was enthalten ist:

Fischeier mit oder ohne ihre Ummantelungssäcke werden als Fischrogen bezeichnet. Diese enthalten hohe Mengen an Omega-3-Fettsäuren und Mikronährstoffen wie Folat, Protein, Selen und Thiamin, die alle für die Gesundheit von Vorteil sind. Der Verzehr von rohem oder gekochtem Fischrogen kann Ihnen auch einen Schub von Vitamin b12, c, d und e geben.

außerdem sind Fischrogen, insbesondere frische Lachseier, sehr würzig. diese machen große Ergänzungen zu Ihren Mahlzeiten.

was nicht enthalten:

kaufen Sie immer frisches Reh für Ihre Paläo-Diät. Sie können etwas roh (wie Lachsrogen) konsumieren, aber die meisten sollten gekocht werden. Sie sollten vermeiden, gezüchtete, getrocknete oder eingelegte Fischeier zu konsumieren; diese werden mit hohem Salzgehalt behandelt, um Verderb zu verhindern.

Beispiele für gehärtetes Fischrogen, das Sie vermeiden sollten, sind:

Avgotaraho ist trocken gesalzene Fischrogensäcke aus dem Flachkopfmull.

Botargo oder Bottargo sind gesalzene Fischrogensäcke, die in der Regel aus Graubarsch, Thunfisch, Schwertfisch oder anderen großen Meeresfischen geerntet werden.

• Kaviar. es spielt keine Rolle, ob es real ist (von Stören) oder Nachahmung Kaviar (von anderen Fischen.) die wichtigste Konservierungszutat hier ist Meersalz und viel davon.

Myeongran jeot ist gesalzen und fermentiert Pollock Reh.

Tarama ist gesalzener gesalzener Karpfen oder Kabeljau.

- Fischöle
Sie können organisch gute Mengen an Omega-3-reichem Fischöl erwerben, indem Sie einfach mehr fetthaltigen Fisch wie Lachs und Thunfisch essen; Fischeier haben auch einen hohen Gehalt an Omega 3, die Sie leicht in Ihre Ernährung integrieren können. es gibt einige Bedenken, zu viel Fisch zu essen, da im Fleisch enthaltene Giftstoffe enthalten sind.

Sie können immer Ihre Ernährung mit Fischöl Kapseln ergänzen, aber wenn Sie richtig essen, müssen Sie möglicherweise nicht. Wenn Sie sich entscheiden, dass Sie mit Fischöl ergänzen, stellen Sie sicher, dass Sie reines, hochraffiniertes, pharmazeutisches Fischöl verwenden.

Krill-Öl wird immer eine beliebte Quelle für Omega-3-Supplementierung. Menschen behaupten, dass es Ihnen nicht gibt, dass fischiger Atemgeruch regelmäßige Fischöle tun und weniger Giftstoffe als Fische enthält. da diese Ergänzung ziemlich neu ist, müssen Sie für sich selbst entscheiden.

- Algen

was enthalten ist:

Algen oder Meeresgemüse gelten als eines der Superfoods der Welt, und wenn möglich sollte in Ihren täglichen Mahlzeiten enthalten sein. diese haben hohe Mengen an Nährstoffen, null Fett und nur etwa 5 bis 10 Kalorien in 1 Tasse frischer Algen oder einer halben Tasse getrockneter Algen.

diese aquatische Vegetation enthält:

• Kalzium, essentielle Aminosäuren, Ballaststoffe, Jod, Eisen, Magnesium, Kalium, Vitamin a, Vitamin b 12 und Vitamin c

andere potenzielle gesundheitliche Vorteile von Algen sind:

• stabilisiert den Natriumspiegel im Blut, wodurch das Risiko des Erwerbs von Herzproblemen, Bluthochdruck und Schlaganfall verringert wird.

Der hohe Ballaststoffgehalt kann helfen, den Blutzuckerspiegel zu regulieren. Dies kann auch Darmbewegungen erleichtern, was eine wertvolle Hilfe bei der Verdauung und Gewichtsverlust ist.

• Hoher Jodgehalt fördert gesündere Schilddrüsenfunktionen.

Einige Algen haben Krebsschutzeigenschaften. sie können helfen, Estradiol- und Östrogenspiegel zu regulieren – beide sind für Brust-, Gebärmutterhals- und Eierstockkrebs verantwortlich.

Einige Algen haben auch entzündungshemmende Eigenschaften.

frische Algen sind in der Regel in Meeresfrüchten nass Märkte oder mit Ihren lokalen Fischhändler. Die Auswahl und die Mengen sind jedoch eher begrenzt. getrocknete (dehydrierte) und verarbeitete Algen sind heutzutage leichter in Supermärkten sowie in Geschäften erhältlich, die asiatische und griechische trockene Waren anbieten.

Wenn Sie planen, Algen für Ihre Gerichte zu verwenden, entscheiden Sie sich immer für die frischen Sorten, wann immer möglich. Sie können in getrockneten Algen ersetzen, aber verarbeitete Algen sollten nur verwendet werden, wenn es keine anderen verfügbaren Optionen gibt.

was nicht enthalten:

Algenpulver ist so nahrhaft wie Papierkonfetti – und schmeckt im Grunde schlechter als das. Sie sollten auch vermeiden, Algenextrakte zu verwenden, da diese künstlich hergestellt werden und absolut keine Algen enthalten.

gewürzte oder aromatierte Algen übermäßig verarbeitet werden. diese sind nur 2 Schritte davon entfernt, ungenießbar zu werden. seine natürlichen

Aromen sind mit Salz und Sojasauce maskiert und haben überhaupt keinen Nährwert.

vermeiden Sie ebenfalls Produkte, die verarbeitete Algen enthalten. Diese werden in der Regel mit hohen Mengen an raffinierten Mehlen, Zucker, Salz, Konservierungsstoffen und allen Arten von Lebensmittelzusatzstoffen gekocht. Beispiele:

- Algen aromatisierte Cracker, Algen aromatisierte Instantnudeln, Algenpasten und Marmeladen, Algen Erdnüsse, Algen Meersalz, Pulver Algen-basierte Suppen und Bouillons.

- Schalentiere
was enthalten ist:

die meisten Muschelsorten, zu denen wir Zugang haben, sind entweder in Meereszucht gezüchtet oder in geschlossenen Gehegen aufgezogen, die ihre natürliche Umgebung nachahmen; glücklicherweise sind sie sehr resistent gegen Schwermetallgifte. wenn Sie planen, Schalentiere zu kaufen, kaufen Sie immer frische. die Tiefkühlkost zu begrenzen und zu vermeiden, dass solche verwendet werden, die bereits in Flaschen, in Dosen oder eingelegt sind.

was nicht enthalten:

alle verarbeiteten Lebensmittel, die Schalentiere enthalten. es spielt keine Rolle, ob sie in Flaschen, eingelegt, in Dosen oder getrocknet sind. viele von ihnen wurden seit Tagen in Salzlake eingeweicht und mit allen Arten von Lebensmittelzusatzstoffen behandelt, um ihr Aussehen zu verbessern.

Grenze:

gefrorene Schalentiere (z. B. Garnelen, Tintenfischringe usw.) oder Schalentierfleisch (z. B. Schabenoderoder oder Hummerfleisch). diese sind bequemer zu verwenden als frische Schalentiere, vor allem, wenn Sie für Zeit bei der Zubereitung von Mahlzeiten gedrückt werden. aber verwenden Sie diese nur als Last-Minute-Optionen, und tun Dies sparsam.

außerdem müssen Sie beim Kauf von gefrorenem Schalentier oder Schalentierfleisch obsessiv nach besten Daten suchen. Die Verwendung alter, gefrorener Meeresfrüchte-Produkte erhöht Ihr Risiko, Durch bakterielle Kontamination Botulismus oder Lebensmittelvergiftungen zu erhalten.

- Früchte
was enthalten ist:

Wenn es um Obst geht, sind sie alle auf der Paläo-Diät erlaubt. Sie können sie in jeder erdenklichen Weise genießen und ja, Avocado ist eine Frucht, wie Tomaten.

eine Sache zu beachten ist, dass Früchte sind reich an Zucker und sollte in Maßen konsumiert werden, vor allem, wenn Gewichtsverlust ist Ihr Ziel. begrenzen Sie Äpfel, Bananen, Trauben, Kiwis, Mangos, Birnen, Ananas und Süßkirschen, bis Sie bei Ihrem idealen Gewicht sind. Im Grunde bedeutet dies nicht 5 Äpfel oder 5 Bananen pro Tag essen, und haben eine Vielzahl von Früchten in Ihrem Tag.

hier ist eine Tabelle, die Sie verwenden können, die den Zuckergehalt von mehr gemeinsamen Früchten zeigt. die Gramm Zucker sind ungefähr für eine 100 Gramm Portion der Frucht.

was nicht enthalten:

nicht alles, was Früchte enthält, ist gut für Sie. Wenn Sie Ihre Zuckeraufnahme drastisch reduzieren möchten, vermeiden Sie getrocknete Früchte um jeden Preis. einige werden natürlich getrocknet, was einen großen Teil des Wassergehalts durch Tagetrocknen der Früchte entfernt. aber viele werden zuerst in Salz eingeweicht (um die Flüssigkeiten abzutropfen), dann stundenlang in Maissirup eingeweicht, bevor sie entweder mit Rizinuszucker oder Puderzucker bestäuben.

vermeiden Sie auch alle kommerziell hergestellten Fruchtsäfte und Getränke. diese können Spurenelemente von Früchten enthalten, aber ihr Nährwert wurde entfernt.

viele davon enthalten einen hohen Gehalt an künstlichen Süßstoffen und Konservierungsstoffen.

- Gemüse
was enthalten ist:

Gemüse ist eines der wichtigsten Grundnahrungsmittel in der Paläo-Diät. Dies ist das eine Essen, von dem Sie fast so viel essen können, wie Sie wollen, ohne viel Kalorien zu Ihrem Tag hinzuzufügen. sie sind voller Ballaststoffe und sehr füllend.

in diesem Buch schließe ich Knollen und Gourds als Teil der Paläo-Diät (außer weiße Kartoffeln), weil sie eine niedrige glykämische IndexQuelle von Kohlenhydraten bieten und sind auch eine gesündere Alternative zu verarbeiteten Stärke. Sie werden gemischte Ansichten über sie sehen, und Sie können vorsichtig sein, wie viel Sie verbrauchen, wenn Sie versuchen, Gewicht zu verlieren oder im Allgemeinen unnötige Gewichtszunahme zu vermeiden.

Dies ist eine teilweise Liste von Gemüse, das Sie versuchen sollten, in Ihre Ernährung zu integrieren. Wenn Sie andere Quellen von lokal angebauten Produkten haben, schließen Sie diese auch ein.

- Nüsse und Samen
was enthalten ist:

Nüsse und Samen sind große Ergänzungen zu Ihrer Paläo-Diät, aber sie können leicht überkonsumiert werden und es ist wichtig, darauf zu achten, wie viele Sie pro Tag essen.

sie machen auch praktische Snacks, und die meisten Menschen sollten 1 – 1,5 Unzen pro Tag konsumieren. Wenn Sie kommerziell geröstete Nüsse kaufen, vermeiden Sie die, die Erdnuss- oder Rapsöl in den Zutaten aufgeführt haben. die meisten Paläo-Diäten bevorzugen es, ihre eigenen zu trocknen, oder konsumieren sie einfach roh.

Wenn Sie Verdauungsprobleme beim Verzehr von Nüssen und Samen haben, können Sie sie über Nacht in salzigem Wasser einweichen, was Ihnen helfen sollte, sie zu verdauen. nachdem Sie das Einweichen abgeschlossen haben, stellen Sie sicher, dass sie gründlich abspülen und sie unter der Sonne trocknen, im Ofen mit der Temperatur auf die niedrigstmögliche Einstellung eingestellt, oder in einem Dehydrator. Wenn Sie sie nicht trocknen, macht die verbleibende Feuchtigkeit es einfach für Schimmel zu wachsen.

wenn Sie sich fragten, wo die Erdnüsse waren, waren sie eigentlich keine Nüsse; Sie werden unter Hülsenfrüchte klassifiziert, und Hülsenfrüchte werden in der Paläo-Diät nicht empfohlen.

- Rotes Fleisch
was enthalten ist:

Ihre Quellen von rotem Fleisch sollten immer frisch und organisch grasgefüttert werden. Sie können Ihre Auswahl aus den herkömmlichen Quellen von rotem Fleisch nehmen, wie:

- Rind, Bison, Ziege, Lamm, Schweinefleisch, Kaninchen, Kalbfleisch, Wild und alles Wild.

Organfleisch:

- Rinderknochenmark, Rinderleber, Rinderzunge, Schweineblut, Schweineknochenmark, Schweineleber, Süßbrote.

die ungeraden Bits:

- Tier- und Fischköpfe, Füße, Schwänze, Magen, Milz, Sehnen und Tripe.

- Trimmungen sind das Fleisch, das übrig bleibt, nachdem all das hübsche Vitrinenfleisch, wie Braten und Steak, hergestellt wird. Sie sind im Grunde hunks von Fleisch, die Sie für Eintöpfe, Suppen verwenden können, mahlen in Hamburger, und sogar in ruckartig gemacht. die Schönheit davon ist dieses Fleisch ist groß und in der Regel billiger als die ausgefallene Vitrine Fleisch.

was nicht enthalten:

alle verarbeiteten Gegenstände sind aus der Paläo-Diät verbannt. dies würde Convenience-Lebensmittel umfassen, insbesondere Artikel, die aromatisiert, mariniert und eingelegt werden; vermeiden Sie auch fertig eisfertige und fertige Lebensmittel, wie z. B.:

- Fleischflaschen, Fleischkonserven, Tiefkühlgerichte mit Fleisch, Snacks auf Mikrowellen-fertiger Fleischbasis, Fertigfleisch in Rohrform, Toaster-Fertigsnacks mit Fleisch.

Diese werden in der Regel aus Nebenprodukten verschiedener Lebensmittelverarbeitungsbetriebe hergestellt, ausgiebig behandelt und dann künstlich aromatiert. diese sind der perfekte Inbegriff ungesunder Nahrung.

Grenze:

gepökeltes Fleisch kann in Ihre Paläo-Diät eingearbeitet werden, tun Sie dies einfach sparsam. viele dieser Gegenstände werden mit Salzlake und Natriumnitrat behandelt, um sowohl ihre Aromen als auch ihre Farben zu erhalten. Wenn Sie können, versuchen Sie, Ihre eigenen zu Hause: hausgemachtes Fleisch immer besser schmecken, und Sie bekommen, um den Salz- und Zuckerspiegel in den Aroma- oder Beizenlösungen zu kontrollieren.

Beispiele:

• Speck, Rind ruckartig und gesalzenes Schweinefleisch, Rind- und Schweinewurst, Aufschnitt, Schinken.

- weißes Fleisch
was enthalten ist:

Wenn es um Geflügelerzeugnisse geht, wäre es am besten, nur diejenigen zu verwenden, die mit bio-, freilandfreien, freilaufenden oder Weidevögeln gekennzeichnet sind. einige der Geflügel, die Sie sicher in Ihre Paläo-Diät aufnehmen können, sind:

• Huhn, Ente, Gans, Fasan, Wachtel, Truthahn

Hühnerorgane wie Gizzards und Leber sowie Entenleber fallen ebenfalls in diese Kategorie.

was nicht enthalten:

alle verarbeiteten Lebensmittel, die "angeblich" Geflügelfleisch enthalten, sollten aus Ihrer Ernährung verbannt werden. Es ist wahrscheinlicher, dass die ausgetrockneten Fleischstücke aus anderen tierischen Quellen stammen und mit Hühnergeschmack besprüht werden.

Dazu gehören:

• gebackene Hähnchenfinger, Hühnernudelsuppen mit Hähnchenstücken, Instant-Eintöpfe und Saucen auf Hühnerbasis, Hühnernuggets, fertig ekulierte Putenburger, Suppen mit Putenessenz, marinierte Hähnchenstücke usw.

Grenze:

Hühnerschinken und Putenschinken sind Grenzfälle. auch diese sind wurstwarente Fleischsorten, aber bessere Alternativen als ihre verarbeiteten Pendants. Diese Artikel verwenden tatsächliche ganze Hühner oder ganze Truthähne, während mehr verarbeitete Gegenstände nur die übrig gebliebenen Bits und Stücke von zahlreichen Hühner- oder Putenkadavern verwenden.

- **Pilze**

was enthalten ist:

frische oder getrocknete essbare Pilze können sicher in Ihre Ernährung integriert werden. einige können aus der Wildnis geerntet werden, aber diejenigen, die wir in Supermarktregalen finden, werden in der Regel in Pilzfarmen angebaut. Glücklicherweise gibt es nur sehr geringe Ernährungsunterschiede zwischen Zucht- und Wildpilzen.

Sie können im Grunde jede Art von Pilz essen, und ich hörte auf, bei 100 Sorten zu zählen, so versuchen Sie so viele, wie Sie wollen und sehen, was Sie am besten mögen. Stellen Sie sicher, dass Sie sie immer richtig vorbereiten und nicht tun, was der Vater meiner Frau tun würde und essen Sie sie einfach direkt aus dem Güllehaufen. Wohlgemerkt, er hatte wahrscheinlich einen gesünderen Darm als die meisten Menschen.

natürliches Trüffelöl ist in dieser Liste enthalten; Stellen Sie jedoch sicher, dass das Trüffelöl tatsächliche Trüffel enthält. Überprüfen Sie die Produktetiketten: Wenn diese TrüffelEssenz enthalten, dann bekommen Sie nichts als ein paar Tropfen Chemikalien, die nach Pilzen riechen, und nichts anderes.

was nicht enthalten:

Jeder Pilz, den Sie nicht ganz oder in festen Komponenten sehen, sollte aus Ihrer Ernährung entfernt werden. diese ausgetrockneten Pilzstücke haben ihren nährwertigen Wert verloren. schlimmer ist, dass diese in Solelösungen rehydriert werden.

Beispiele:

- Pilzsuppen mit Pilzstücken, Instant Pilz-basierte Instant-Eintöpfe und Saucen, Instant-Pilz-Gravuren, fertig ekulierenPilz-Burger, Öle mit Pilzessenz, Tiefkühlkost,-Elemente, die Pilz-Bits enthalten (z. B. Pilzpizza, Pilzknödel, etc.).

Grenze:

Sie können Pilzkonserven in Ihren Rezepten verwenden, aber Sie müssen diese vor der Verwendung spülen. dies ist, um das überschüssige Salz zu entfernen. diese nur verwenden, wenn frische Pilze nicht verfügbar sind.

- Saucen, Gewürze und Aufstriche

Dieses Thema ist ein Graubereich. es gibt einige Paläo-Enthusiasten, die die Verwendung von Gewürzen, Gravuren, Marmeladen, Marinaden, Saucen, Suppen und Aufstrichen als eine Möglichkeit, die Geschmacksbasis ihrer Ernährung zu ergänzen befürworten. aber andere ziehen es vor, Gewürze aufgrund ihres Nährwerts ganz zu vermeiden.

Ich würde empfehlen, hausgemachte Gewürze zu verwenden, wann immer möglich. hausgemachte Artikel haben keine künstlichen Aromen oder Konservierungsstoffe, und Sie können die Menge an Salz und Zucker, die sie enthalten, kontrollieren. und die große Sache ist, dass Sie jeden Geschmack machen können, den Sie wollen.

von allen kommerziell hergestellten Gewürzen ist Senf einer der besten. es ist leicht verarbeitet und benötigt keine Lebensmittelzusatzstoffe, um seinen Geschmack zu verbessern oder es für längere Zeit zu erhalten. Ihre beste Option wäre, kommerzielle Senf zu kaufen, die gekennzeichnet sind: Bio und glutenfrei. andere gesündere Alternativen zu kommerziellen Gewürzen sind:

• Chipotle

• Chutneys und Salsa auf Fruchtbasis

• Guacamole

€ Vinaigrette

• heiße Saucen – so natürlich wie möglich

• Gewürze – stellen Sie einfach sicher, dass sie nicht voller Zucker sind. Paprika, Rosmarin, Salbei, Chilipulver, Zimt, Nelken und viele andere sind eine gute Wahl.

was nicht enthalten:

es wäre sicher zu sagen, dass 99% aller vorgefertigten Gewürze, Gravuren, Marmeladen, Marinaden, Saucen, Suppen und Aufstriche nicht paleosicher sind. Abgesehen davon, dass sie offensichtlich verarbeitet werden, enthalten sie auch hohe Mengen an Öl, Zucker, Salz und Konservierungsstoffen. wenn möglich, vermeiden Sie sie.

Ihr Essen so zu schmecken, dass es gesund bleibt und es auch gut schmeckt. Sie werden nicht lange auf jeder

Diät dauern, wenn alle Lebensmittel, die Sie essen, fad und langweilig ist. es gibt Tausende von gesunden Paleo freundliche Sauce Rezepte gibt es.

- Öle

was enthalten ist:

Gleich zu Beginn, bevor Sie die Liste lesen, muss ich einen Haftungsausschluss machen: Während die Paläo-Diät die Verwendung von Speckfett, Talg und Schmalz als Speiseöle empfiehlt, müssen Sie dies mit einer gewissen Zurückhaltung tun. sie sind fettreich und können immer noch gesundheitsschädlich sein, wenn sie überkonsumiert werden.

Denken Sie daran, dass bestimmte Öle besser auf hohe Hitze reagieren, und Sie werden das beste Öl für das Kochen zur Hand erforschen wollen.

Leinsamenöl ist nicht ideal zum Kochen, sondern ist groß als Quelle von Omega-3-Fettsäuren, die erwähnenswert ist.

Ich werde einen Haftungsausschluss machen, und das ist: Je nach Ihrem Glauben auf Paleo werden die beiden Listen auf Ölen kontrovers sein. Sie müssen das Öl verwenden, das Sie bequem verwenden. die meisten der Forschung habe ich eine Menge Konflikte über das, was die Menschen glauben, ist Paläo-zugelassenes Öl. tierische Fette wäre die nächste Sache zu echtem Paleo, und wenn Sie bequem sind, dann verwenden Sie Schmalz oder Speck Fett. Die Wahl liegt bei Ihnen, je nach Paläo, den Sie wählen.

- Fermentierte Lebensmittel

Wenn Sie keinen Kühlschrank haben, um Ihr Gemüse und Obst länger zu halten, wird die Gärung stattfinden. unsere Höhlenmenschen-Freunde genossen die Vorteile des Essens fermentierter Lebensmittel, ohne es zu wissen. Sie hatten keine ausgefallenen Sprays, ihr Gemüse wurde nicht sauber geschrubbt und ihr Essen wurde nicht pasteurisiert.

die Realität ist, dass sie Schmutz und viel davon aediert haben. der Boden war damals voller Nährstoffe, und ihr Darm liebte die gesunden Bakterien. nach unseren derzeitigen Maßstäben wären ihre Lebensmittel ungenießbar gewesen, aber sie waren gesünder als wir. die Wahrheit ist, dass der Boden, aus dem unsere Nahrung jetzt kommt, nicht die nährstoffreiche Substanz ist, die es einmal war, also läuft nicht aus und kaust auf Dreck, wie es die Erstklässler tun. Anstatt Schmutz essen zu müssen, können wir wieder die lange verlorene Kunst des Fermentierens von Lebensmitteln genießen.

Ob fermentierte Lebensmittel als Paläo betrachtet werden können oder nicht, scheint von großer Debatte zu sein und meist eine Frage der persönlichen Wahl. der Konflikt kommt ins Spiel mit der Tatsache, dass einige Leute sagen, Dass Getreide und Milchprodukte verzehrt werden können, wenn sie richtig fermentiert werden, wodurch sie paläofreundliche Lebensmittel sind. Ich sage nicht, dass Sie fermentierte Lebensmittel auf Ihrer Paläo-Diät essen sollten oder nicht, nur dass fermentierte Lebensmittel eine großartige Ergänzung sind. Sie können auch die fermentierten Körner und Milchprodukte überspringen und an Obst und Gemüse kleben.

fermentiertes Obst und Gemüse werden mit Laktofermentation zubereitet. dies war das traditionelle Verfahren, das vor der Erfindung der Kältetechnik verwendet wurde. die Schönheit der fermentierten Lebensmittel (echte, nicht die verarbeiteten Waren, die Sie in den Regalen finden) ist es tatsächlich verbessert den Nährstoffgehalt von Lebensmitteln und bietet eine große Dosis von Probiotika.

Lactofermentierte Lebensmittel werden von Lactobacillus-Bakterien fermentiert. Lactobacillus ist eine Kategorie von nützlichen Bakterien, die sich von Zucker ernährt und Milchsäure als Nebenprodukt produziert. Deshalb schmecken laktofermentierte Lebensmittel sauer.

einige der Vorteile der Zugabe von fermentierten Lebensmitteln zu Ihrer Ernährung sind:

- hilft Erkältungen/Grippe zu verhindern, indem Ihr Immunsystem gestärkt wird
- verbessert Ihr Verdauungssystem und erhöht Ihre gesunden Bakterien
- versorgt Ihren Körper mit Vitamin k2, das Herzkrankheiten vorbeugen hilft

Ein Tipp beim Kauf fermentierter Lebensmittel ist, dass das Etikett roh sagen muss. Um die Vorteile von fermentierten Lebensmitteln zu erhalten, müssen sie roh und unpasteurisiert sein. wenn möglich, machen Sie Ihre eigenen fermentierten Leckereien zu Hause, indem Sie ein seriöses Rezeptbuch über fermentierte Lebensmittel kaufen.

Sie können fermentierte Lebensmittel in Ihre Ernährung in Form eines Gewürzersatzes aufnehmen oder um Ihren Verzehr von Gemüse und Obst zu erhöhen. die meisten Menschen empfehlen, täglich fermentierte Lebensmittel zu konsumieren, und nicht nur eine große Dosis alle paar Tage.

tim ferris im 4-Stunden-Körper sagt, dass er jeden Morgen vor dem Frühstück 5 Gabeln Sauerkraut konsumiert und fast allen hausgemachten Mahlzeiten Kimchi hinzufügt. Sie können die gesundheitlichen Vorteile von fermentierten Lebensmitteln und die gesunden Bakterien, die sie bieten, nicht übersehen.

- Getränke

Was Getränke betrifft, so sollten Sie sich nur auf den Konsum konzentrieren, sind Wasser, Tee und Kaffee (in Maßen). Ich weiß, Kaffee kann ein bisschen kontrovers sein, aber woher wissen wir, dass die Höhlenmenschen nicht gefunden Kaffeebohnen und Historiker einfach nicht erkennen, dass sie alle auf Koffein die ganze Zeit aufgehebelt wurden?

alle Formen von alkoholischen Getränken sollten aus Ihrer Ernährung entfernt werden, wenn Sie alles paleo gehen. Ich weiß, was ist mit den Brauskies nach der Arbeit oder Wein mit Abendessen, nicht wahr? Dies ist, wo Sie eine persönliche Wahl treffen müssen. wie ich gesagt habe, bevor Sie die meisten Diäten ändern können, um Ihren Lebensstil zu entsprechen, aber es gibt eine Realität, um alles. Wenn Sie eine 6-Pack pro Tag oder eine Flasche Wein eine Nacht Typ Person sind, müssen Sie erheblich zu schneiden, um echte Ergebnisse zu sehen, aber mit einem kalten an einem heißen Tag oder ein Glas Wein mit Ihrer Mahlzeit ist bis zu Ihnen.

Ich hoffe, diese umfangreiche Liste hilft Ihnen auf Ihrem Weg, paläofreundliche Lebensmittel zu finden. Gehen wir zu den Lebensmitteln, die Sie aus Ihrer Ernährung entfernen wollen oder in Maßen essen wollen. wie Sie sehen können, haben Sie nicht wirklich die Ausrede zu sagen, es gibt nichts auf Paleo zu essen. es gibt ein unbegrenztes Angebot an verschiedenen Kombinationen von Lebensmitteln und Mahlzeiten, die Sie aus diesen Listen machen könnten.

Kapitel 3: Abendessen

zum Frühstück

Was heute als gesundes Frühstück bezeichnet wird, ist allmählich umstritten geworden. Eine Schüssel Kohlenhydrate in Form von Cornflakes oder Müsli, dazu der unauffällige Zuckerzusatz in Wert von circa 1 Esslöffeln. Ist es nicht Müsli, so füllen wir unser Magen mit einem weißen Brötchen mit zuckerhaltiger Marmelade. Oft kommt das Kakaopulvergetränk dazu, natürlich mit Milch. Ob diese Zuckerbomben die Energie für den ganzen Tag verleihen sollen, ist eher fragwürdig.

Bessere Frühstücksideen wären etwas Hähnchen vom gestrigen Tag, gefüllte oder gebratene Eier, Schinken oder Lachs, warum auch nicht einige Frikadellen mit Senf. Dazu kommt ein kleiner Salat, eine Handvoll Nüsse oder eine Banane und der Magen wird bestimmt nicht so schnell wieder knurren.

Gerichte ganz einfach zubereiten

Eines der Vorteile der Paleo Diät ist, dass man kein Sternekoch sein muss, um gesund und lecker essen zu können. Je einfacher das Gericht, umso besser. Grundsätzlich sind Paleo Gerichte einfach zuzubereiten, nicht viel Schnickschnack. Natürlich spricht nichts gegen einige Vorlieben zu bestimmten Geschmacksrichtungen oder Methoden zum Garen. Das Prinzip „Je einfacher, desto besser" führt uns zurück zum Paläolithikum, wo es keine Dampfdrucktöpfe, spezielle Gewürze oder haargenaue Temperaturmessungen gab. Ob das Fleisch gar ist, erkennt man schließlich am Aussehen und die Suppe ist dann fertig, wenn sie uns schmeckt.

- Kochbananen mit süßen Früchten

Erträge: 2 große Pfannkuchen oder 4 kleine

Zutaten:

für die Pfannkuchen:

2 sehr reife Kochbananen, groß, 20 bis 25 Minuten in ihren Schalen gekocht, auf Raumtemperatur abgekühlt, geschält, püriert

und ein Viertel TL Backpulver

1 TL natives Olivenöl extra

1 Ei, groß, gut besen

und ein Viertel Vanilleschote, in Längsrichtung geschnitten, innen abgekratzt, die Kratzer mit dem Ei einrühren

1 TL Olivenöl, zum Braten

1 frische reife Banane, groß, geschält, dick geschnitten (schälen und schneiden Sie diese erst, nachdem Sie die Pfannkuchen gekocht haben.)

1 EL, frische Heidelbeeren häufen, Stiele entfernt, gewaschen, gut entwässert

Wegbeschreibungen:

1. den Pfannkuchen zu machen: Kombinieren Sie alle Zutaten in einer großen Schüssel. dies sollte einen sehr dicken Teig ergeben.

2. Erhitzen Sie das Öl in einer Antihaft-Pfanne, die bei mittlerer Hitze eingestellt ist. den Teelöffel Öl auf der Kochfläche bürsten.

3. die Hälfte des Teigs in eine erhitzte Pfanne gießen. Den Pfannkuchen kochen lassen, bis die Ränder gesetzt sind, oder etwa 2 bis 3 Minuten. Den Pfannkuchen umdrehen und die andere Seite für weitere 2 bis 3 Minuten kochen. die gekochten Stücke auf einen Teller geben.

4. Wiederholen Sie Schritt #3. Sie können kleinere Pfannkuchen kochen, wenn gewünscht.

5. servieren: die Pfannkuchen mit den in Scheiben geschnittenen Bananen und den Heidelbeeren absoben. sofort servieren.

- Gurkenboote mit Wachteleiern

dient: 2

Zutaten:

1 Gurke, mittelgroß, Enden getrimmt, längs halbiert, Samen ausgehöhlt, abgerundete Seite der Gurkenhälften abgeschnitten (dies wird die Basis der Gurkenboote), gewaschen, pat-getrocknet

12 Wachteleier, 20 Minuten lang hartgekocht, geschält, halbiert, in 2 gleiche Portionen aufgeteilt

1 Tomate, groß, gewürfelt, ungefähr so groß wie die halbierten Wachteleier, aufgeteilt in 2 gleiche Portionen

und ein Viertel TL hausgemachte Paläo-Mayonnaise

und ein Viertel TL gelber Senf

Salz & Pfeffer, nach Geschmack

Wegbeschreibungen:

1. Nehmen Sie die 2 Gurkenhälften, die Seite nach oben geschöpft werden, und legen Sie diese auf eine Ebene Platte oder Tablett.

2. Senf und Mayo im Boden von Gurkenbooten verteilen.

3. Legen Sie die hälfteportionen der Tomaten, dann die halbierten Wachteleier.

4. Kurz vor dem Servieren mit Salz und Pfeffer bestreuen. sofort servieren.

- Zucchini-Fleischbällchen mit Pfeffer-Salsasauce

serviert: 1-2

Zutaten:

für die Fleischbällchen:

1 Zucchini, klein, Enden entfernt, Felle geschrubbt, gerieben, gepresst, um den Saft zu entfernen

1 Pfund Hackfleisch

1 Lauch, klein, Wurzeln und gelbe Blätter entfernt, gehackt

1 Ei, groß, gut besen

1 Tasse Mandelmehl

1 TL Meersalz

schwarzer Pfeffer

jedes palo sichere Öl, zum Braten

für die Pfeffer-Salsa-Sauce:

1 Tomate, groß, gewaschen, gehackt

1 Schalotte, mittel, geschält, gehackt

1 EL weißer Essig

2 EL Apfelsauce, jede ungesüßte kommerzielle Marke wird tun

1 gelber oder orangefarbener Paprika, klein, halbiert, oben entfernt, gerippt, entkernt, gehackt

2 Zweige Koriander, Wurzeln und holzige Stiele entfernt, gewaschen, getrocknet, gehackt

Salz nach Geschmack

Wegbeschreibungen:

1. die Fleischbällchen zu kochen: mit Ausnahme des Speiseöls, kombinieren Sie alle Zutaten der Fleischbällchen in einer Schüssel. mischen, bis sie nur kombiniert werden. das Fleisch nicht überarbeiten, oder es schmeckt nach dem Kochen trocken. diese in kleine mundgerechte Fleischbällchen zu rollen.

2. Legen Sie ein paar Esslöffel Öl in eine Antihaft-Pfanne. Setzen Sie dies über mittlere Flamme und lassen Sie die Kochfläche zuerst erwärmen, bevor Sie ein paar Fleischbällchen gleichzeitig kochen. Braten Sie diese, bis die Fleischbällchen goldbraun werden. Die Gekochten auf einen mit Papiertuch gefütterten Teller beiseite stellen. weiter kochen, bis alle Fleischbällchen fertig sind.

3. die Paprika-Salsa zu machen: Alle Zutaten in einer separaten Schüssel kombinieren. Mindestens 20 Minuten vor der Verwendung abkühlen lassen. Sie können dies im Voraus machen, da dies gut im Kühlschrank für bis zu 2 Wochen hält.

4. zu montieren: Legen Sie die Fleischbällchen auf einen Teller und Löffel über die gewünschte Menge an

Pfeffer Salsa. Alternativ können Sie die Pfeffersalsa an der Seite als Dip servieren. servieren, während die Fleischbällchen warm sind.

- Putenschinkenbrötchen

dient: 2

Zutaten:

8 Scheiben Putenschinken, pat-getrocknet (Sie können andere magere, in Scheiben geschnittene Schinken ersetzen)

1 Avocado, klein, halbiert, entsteint, geschält in halb bis 1 Zoll dicke Keile geschnitten

1 Gurke, mittelgroß, Enden entfernt, geschält, in die Längsrichtung geschnitten, Kerngrube entfernt, in 8 Stück 2 Zoll lange Splitter geschnitten

Meer oder koscheres Salz zum Bestreuen

Sie benötigen auch: 8 Zahnstocher

Wegbeschreibungen:

1. Legen Sie die Scheiben puten den Schinken in eine Mikrowellen-safe Schale. dann Mikrowelle diese auf Mittlere Einstellung für nur 5 bis 10 Sekunden. Den Putenschinken leicht abkühlen lassen.

2. in der Zwischenzeit, geben Sie den Avocado-Keilen und Gurkensplittern eine leichte Berieselung von Salz.

3. Nehmen Sie einen Putenschinken und legen Sie einen Avocadokeil in sich. den Schinken rollen und das Ende mit einem Zahnstocher sichern.

4. Wählen Sie einen Gurkensplitter und legen Sie ihn flach auf einen Teller oder ein Tablett. Spieß den gerollten Putenschinken obendrauf.

5. Wiederholen Sie die Schritte 2 bis 3, bis Sie alle Schinken aufgerollt und gespießt haben. Sie können dies bei Raumtemperatur servieren, oder leicht gekühlt.

Vanille Chia Parfait

Zutaten

1,5	Tassen	Kokosmilch
1/3	Tasse Chia	Samen
3	EL	Honig
1	TL	Vanilleextrakt

1/4 TL Meersalz

Obst für die Schichtung und zum Servieren
Kokosflocken zum Servieren

Anleitung

1. Setzen Sie die Kokosmilch, Chia Samen, Honig, Vanille und Salz in einen Behälter mit Deckel und rühren Sie die Zutaten gut am. Behälter mit Deckel über Nacht in einem kühlen Raum stehen lassen.
2. Am Tag darauf in ein Glas die Chia Samen geben, die gekühlte Masse mit Früchten hinzugeben. Bei Bedarf mit Kokosflocken bestreuen.

Zubereitungszeit: 10 Minuten

Spinat und Pilz Frittata

Zutaten
10 Eier
¼ Tasse Kokosmilch
3 EL Butter
1 Tasse geschnittene Pilze
4 Tassen gehackter Spinat
2 Gewürznelken
1 Knoblauchzehe fein gehackt
Meersalz nach Geschmack
Schwarzer Pfeffer nach Geschmack

Anleitung
1. Ofen auf 350 Grad vorheizen. Die Eier mit der Kokosmilch schlagen.
2. In einer großen Pfanne die Butter schmelzen bei mittlerer Hitze. Fügen Sie die Pilze und Spinat hinzu und für 2 Minuten kochen lassen. Fügen Sie den Knoblauch hinzu, kochen Sie für eine zusätzliche Minute. Mit Salz und Pfeffer würzen.
3. Gießen Sie die Eier in die Pfanne und kochen für ca. 5 Minuten. Hitze abschalten und auf den Ofen stellen.
4. Backen für 10-15 Minuten, bis Eier gesetzt sind. Vor dem Servieren etwas abkühlen lassen.
Zubereitungszeit: 30 Minuten

Paleo Bananenpfannkuchen

Zutaten

2	reife	Bananen
2		Eier
2	TL	Honig
1	TL	Mandelmilch
3	EL	Kokosmehl
1/2	TL	Backpulver
Prise		Salz

½ Tasse Heidelbeeren (frisch oder gefroren)
Ahornsirup (Topping)
Kokosnussöl

Anleitung

1. Die Bananen, Eier, Honig und Mandelmilch in einer großen Schüssel schlagen.
2. Fügen Sie das Kokosmehl, Backpulver und Salz hinzu.
3. Beiseite legen um für 4-5 Minuten ruhen lassen, damit das Kokosnussmehl den Teig einweichen kann.
4. In der Zwischenzeit die Heidelbeeren und die gewünschte Menge an Ahornsirup in einen Topf bei schwacher Hitze erhitzen.
5. Köcheln lassen für 5-8 Minuten, bis die Heidelbeeren ihre Säfte freigegeben haben. Abkühlen lassen
6. Mandelmilch und Koskosmilch in einer Bratpfanne bei mittlerer Hitze erhitzen.
7. Jetzt den Teig portionsweise auf die Bratpfanne verteilen, um einen kleinen Pfannkuchen zu machen.
8. Für 3-4 Minuten braten, bis der Pfannkuchen umgedreht werden kann.

9.Vorsichtig umkippen und noch 3-4 Minuten kochen lassen, bis sie leicht gebräunt und sind.
10.Wiederholen Sie dies mit dem restlichen Teig.
11.Warm servieren, mit dem Heidelbeersirup beträufelt.

Gekühlte Erdbeere Lavendel-Suppe

Zutaten
500g Kokosmilch
500g Frische Erdbeeren
Saft von 1 Orange
1/2 TL Lavendel Blätter
1 Tasse Wasser
Meersalz nach Geschmack
Frisch gemahlener schwarzer Pfeffer nach Geschmack

Anleitung
1Alle Zutaten in einen Mixer geben und mixen bis die Konsistenz cremig ist.
2.Gut gekühlt servieren, garniert mit geschnittenen Erdbeeren, falls gewünscht.

Zubereitungszeit: 10 Minuten

Rindfleisch und Brokkoli

Zutaten
100g Steak (in Streifen geschnitten)
1 Tasse Broccoli
1 Orange
2 EL Apfelessig
1/2 Ingwer (fein zerkleinert)
Meersalz und schwarzer Pfeffer (nach Geschmack)
Kokosnussöl

Anleitung
1. Kokosöl in einer Pfanne bei mittlerer Stufe erhitzen.
2. Steak braten für 3-4 Minuten
3. Jetzt Brokkoli, Saft aus der Orange, Apfelwein und Ingwer dazugeben.
4. Mit Salz und Pfeffer würzen.
5. Weiter braten bis das Fleisch fertig ist und servieren.

Zubereitungszeit: 20 Minuten

Frühlings-Lamm Traum

Zutaten

3 EL Kokosöl
450g Lamm in Würfel geschnitten
2 Knoblauchzehen fein gehackt
1TL Ingwer
2 Zucchini in Scheiben geschnitten
1 große Karotte in Scheiben geschnitten
1TL gemahlener Koriander
1TL gemahlener Kümmel
Saft von 1 Limette
frisch gehackter Koriander
Blumenkohl Reis zum Servieren
Meersalz und frisch gemahlener Pfeffer nach Geschmack

Anleitung

1. Kokosöl in einer großen Pfann erhitzen. Lammfleisch kochen bis es braun sind. Aus der Pfanne nehmen und beiseite legen und fügen Sie jetzt in die Pfanne den Knoblauch, Ingwer, Zucchini und Karotten hinzu. Kochen bis alles weich ist. Fügen Sie den Koriander, Kümmel, und Limettensaft hinzu. Lammfleisch wieder in die Pfanne geben.
2. 1-2 Minuten weiter kochen. Servieren mit dem Koriander und mit Blumenkohlrößchen.

Zubereitungszeit: 30 Minuten

Crispy Tempeh Sandwich

Zutaten / 4 Portionen:

8 Scheiben Eiweiß-Toast

120 g Tempeh

4 große Salatblätter

8 EL Hummus

2 Tomaten

0,5 Gurken

Kresse, zum Garnieren

Zubereitung:

1. Den Backofen auf eine Temperatur von 160° C Ober-/Unterhitze aufheizen und ein Backblech mit Backpapier bedecken. Darauf die Brote etwa vier Minuten lang von beiden Seiten backen. Natürlich können die Brote auch getoastet werden.
2. Inzwischen Tempeh schneiden und in einer beschichteten Pfanne von beiden Seiten braten. Den Salat, die Tomaten und die Gurke waschen und aufschneiden, je nach Geschmack die Gurke von der Schale befreien. Auf vier Scheiben des Toasts den Hummus aufstreichen und darauf den Salat, die Gurke, die Tomate, die Kresse und den Tempeh legen und mit den übrigen Broten bedecken.

Gemüsefrittata

Zutaten für 2 Portionen
8 mittelgroße Eier

75 ml Milch

100 g Chili

3 Stangen Lauchzwiebeln

100 g Edamer

Salz und Pfeffer

Zubereitung

1. Den Ofen auf etwa 190 Grad aufheizen und eine ofenfeste Form gut einfetten.
2. Die Eier mit der Milch vermischen.
3. Die Chilis zerkleinern, die Lauchzwiebeln fein hacken und den Edamer reiben. Alles mit Salz und Pfeffer hinzufügen.
4. Für 25 Minuten in der Form backen, bis das Ei stockt. In vier Portionen aufteilen.

Erdbeersmoothie

Zutaten für 6 Portionen

50 g Pistazien

100 ml Wasser, zum Einweichen

250 g Erdbeeren

1 Banane

2 EL Kokosmus

1 Prise gemahlene Bourbon-Vanille

2 EL Yacon Sirup

600 ml Wasser, zum Mixen

Zubereitung

1. Die Kerne der Pistazien aus den Häuten herauslösen und in Wasser für 12 Stunden einweichen, am besten während der Nacht.
2. Die Pistazien in ein Sieb gießen, wässern und danach abtropfen lassen. Die Erdbeeren säubern und trocknen, den grünen Blattansatz nicht entfernen. Die Banane von der Schale befreien und in Stücke teilen.
3. Die Pistazien, die Erdbeeren und die Banane in einen Mixer füllen. Das Kokosmus, die Vanille und den Sirup hinzufügen. 600 ml Wasser hinzufügen.

4. Den Mixer auf niedrigster Stufe einschalten, danach alles mit höchster Kraft pürieren, bis ein cremiger Smoothie fertig ist. Die Konsistenz überprüfen. Nach individuellem Geschmack etwas Wasser hinzufügen und nochmals mixen.
5. Den Smoothie in Gläser verteilen.

Rührtofu

Zutaten für 4 Portionen

800 g Seidentofu, aus dem Bioladen

1 EL neutrales Pflanzenöl

4 EL weißes Mandelmus, aus dem Bioladen

Salz und Pfeffer

1 TL Kurkumapulver

0,5 TL Kala Namak

1 Bund Schnittlauch

Zubereitung

1. Den Seidentofu in einem Sieb eine Viertelstunde lang tropfen lassen. Das Öl in der Pfanne auf Temperatur bringen, den Tofu hinzufügen und mit einem Pfannenwender in Stücke zerteilen. Das Mandelmus Löffel für Löffel darauf verteilen. Mit etwas Salz, etwas Pfeffer, dem Kurkuma und Kala Namak nach Geschmack würzen.

2. Die Tofustücke für etwa fünf Minuten ohne Wenden anbraten, die untere Seite sollte etwas gebräunt sein. Danach die Stückchen gefühlvoll mit dem Pfannenwender drehen und für etwa fünf bis sechs Minuten fertigbraten.

3. Den Schnittlauch säubern, trocknen und in Röllchen zerschneiden. Den Tofu auf die Teller aufteilen und mit Schnittlauch garnieren.

Gemüse-Puten-Curry

Zutaten für 1 Portion

50 g grüne Bohnen tiefgekühlt

1/2 mittelgroßer Paprika rot

1/2 mittelgroßer Paprika grün

1/2 mittelgroße Zucchini

1 mittelgroße Karotte

1 Zehe Knoblauch

1/2 Stange Frühlingszwiebeln

1 Schote Chili

15 g Ingwer frisch

130 g Putenbrust

3 Teelöffel Erdnussöl

1 Teelöffel Currypaste (scharf)

100 ml Kokosmilch

1 Bund Koriander

Salz und Pfeffer

Zubereitung

1. Die Bohnen in gesalzenem Wasser garen.
2. Die Paprika und die Zucchini zerschneiden, die Möhre und die Lauchzwiebel abschälen, klein machen. Den Knoblauch und die Chili zerhacken, den Ingwer abschälen und möglichst fein raspeln.
3. Das Putenfleisch in Medaillons teilen.
4. Im einem Wok ein Drittel des Öls erhitzen und die Lauchzwiebeln, den Knoblauch, die Chili und den Ingwer leicht anbraten. Die Hälfte der Currypaste hinzufügen, etwas schwenken, dann wieder herausnehmen.
5. Das gesamte Gemüse außer den Bohnen im zweiten Drittel des Öls knackig anbraten, dann auch herausnehmen.
6. Das Putenfleisch in dem restlichen Öl braten. Die anderen bereits gebratenen Zutaten hinzufügen. Salzen und nach Geschmack mit Pfeffer würzen.
7. Am Ende die Bohnen, die Kokosmilch, den gehackten Koriander und den Rest der Currypaste hinzufügen, etwa sechs Minuten einkochen lassen. Nach individuellem Geschmack nachwürzen.

Knusprige Gemüsebällchen mit Zitronen-Remoulade

Zutaten für 16 Stücke
Für die Gemüsebällchen
300 g Kartoffeln, gern vom Vortag

100 g Mais

100 g Karotten

100 g Erbsen grün

2 Frühlingszwiebeln

0,5 TL Salz

Pfeffer

3 EL Paniermehl

2 EL Olivenöl

Für die Zitronen-Remoulade
30 g Kapern

1 Bund Petersilie

60 g Essiggurke

200 g Mayonnaise

2 TL Senf

1 Zitrone, Schale davon

Zubereitung

1. Die ungekochten Kartoffeln in genügend Wasser für etwa eine halbe Stunde weich garen.
2. Die Schale der Zitrone etwas abreiben. Die Kapern, die Petersilie und die Essiggurke zerhacken und mit der Mayonnaise, dem Senf und dem Zitronenabrieb zu einer Remoulade vermischen.
3. Die gekochten Kartoffeln von der Schale befreien und in kleine Stücke zerschneiden. Danach die Karotte und die Frühlingszwiebeln in Streifen zerschneiden.
4. Den Mais mit den Erbsen, den Kartoffeln, den Frühlingszwiebeln, den Karotten, dem Salz und dem Pfeffer vermischen. Anschließend die Hände mit Wasser befeuchten und den Teig in kleine Knödelchen formen.
5. Diese in Paniermehl rollen und mit Öl in einer Pfanne braten. Die Gemüsebällchen mit der Remoulade aus Zitronen servieren.

Gemüsepfanne mit grünem und weißem Spargel

Zutaten für 4 Portionen

400 g grüner Spargel

400 g weißer Spargel

300 g Tofu

300 g Kirschtomaten

1 Zwiebel

1 Knoblauchzehe

2 EL Olivenöl

4 EL Wasser

1 EL Sesam

Salz und Pfeffer

Zubereitung

1. Den weißen Spargel von der Schale befreien, die Enden wegschneiden, in kleine Stücke teilen und etwa fünf Minuten lang in kochendem Salz- und Zuckerwasser kochen. Den Spargel abschrecken und zur Seite stellen.
2. Den grünen Spargel säubern, ebenfalls die Enden wegschneiden und in kleine Stücke teilen.
3. Die Kirschtomaten säubern und in Hälften teilen. Die Zwiebel und die Knoblauchzehe von der Schale

befreien und würfeln. Den Tofu in Würfel schneiden.
4. Im Olivenöl den Tofu für etwa fünf Minuten sehr scharf anbraten. Er sollte etwas kross werden.
5. In der Pfanne die Zwiebel dünsten. Danach den grünen Spargel hinzufügen und etwa fünf Minuten lang mit braten.
6. Den Knoblauch daruntermischen und ebenfalls für fünf Minuten in der Pfanne braten.
7. Die Kirschtomaten und den weißen Spargel hinzufügen und unterrühren. Alles noch etwa zwei Minuten mit dem Wasser köcheln lassen.
8. Mit etwas Salz und Pfeffer nach Belieben würzen und mit dem Sesam garnieren.

Wokgemüse mit Tofu

Zutaten für 4 Portionen

1 Bio-Zitrone

8 Stängel Minze

3 Zentimeter frischer Ingwer

1 rote Chilischote

4 EL neutrales Öl

Salz

400 g breite grüne Bohnen

2 rote Paprikaschoten

2 Frühlingszwiebeln

400 g Tofu

150 ml Gemüsebrühe, Instant

Zubereitung

1. Die Zitrone waschen und trocknen, die Schale abreiben. Die Minze säubern, trocknen und die Blättchen abnehmen. Den Ingwer von der Schale befreien und schneiden. Die Chilischote säubern, die Samen entnehmen. Die Minze, den Ingwer und den Chili fein zerhacken. Mit der Schale der Zitrone, einem Esslöffel Öl und dem Salz vermischen.

2. Die Bohnen säubern und die Endstücke entfernen, die Bohnen schräg in knapp einen Zentimeter breite

Stücke zerschneiden. In einem Topf genügend Wasser kochen, salzen und die Bohnen etwa zwei Minuten kochen lassen. In ein Sieb gießen, mit kaltem Wasser übergießen und abtropfen lassen. Die Schoten der Paprika säubern, in Viertel teilen und die Samen und die Wände entfernen. Die Viertel der Paprika in Streifen zerschneiden. Die Frühlingszwiebeln säubern, waschen und in Ringe zerschneiden. Den Tofu abtropfen lassen und einen Zentimeter groß würfeln.

3. Den Wok auf Temperatur bringen und Öl hinzufügen. Den Tofu hineingeben, salzen und in etwa vier Minuten knusprig anbraten. Das Gemüse und die Zwiebeln hinzufügen und unter Rühren in etwa drei Minuten braten. Die Kräuterpaste mit braten, die Brühe hinzufügen und mit Salz würzen. Das Gemüse umgehend servieren. Dazu passen Reis oder Asia-Nudeln.

Low Carb-Pfanne mit Huhn

Zutaten für 1 Portion

200 g grüne Bohnen

150 g Hähnchenbrust

1/2 mittelgroßer Paprika

1/2 mittelgroße rote Zwiebel

1 Teelöffel Olivenöl

30 ml Geflügelbrühe

Salz und Pfeffer

Zubereitung Low Carb-Pfanne mit Huhn
1. Die Tiefkühl-Bohnen in sehr heißem Salzwasser vier bis fünf Minuten bissfest kochen.
2. Das Fleisch und die Paprika in kleine Stücke Würfel zerteilen. Die Zwiebel in halbe Ringe schneiden.
3. Das Öl in einer Pfanne heiß machen, das Fleisch von allen Seiten anbraten und anrösten. Die Zwiebel, die Paprika und die Bohnen zugeben, weitere vier Minuten braten. Das Gericht mit einem Schuss Brühe ablöschen, danach nach individuellem Geschmack würzen.

Kräuter-Steaks

Zutaten für 4 Portionen

600 g Rindersteaks

75 g grüne Oliven

60 g Frischkäse, Doppelrahmstufe

125 g Kräuterbutter

1 Teelöffel Balsamico-Creme

8 mittelgroße Cherrytomaten

Salz und Pfeffer

Zubereitung Kräuter-Steaks
1. Die Steaks trocken tupfen und mit dem Salz und dem Pfeffer würzen. Die Oliven fein teilen, mit Frischkäse und zwei Drittel der Kräuterbutter gut verrühren und mit der Balsamicocreme, dem Salz und dem Pfeffer würzen.
2. Die Tomaten säubern, dann in Hälften teilen und mit den Schnittflächen nach oben auf einen Grillteller auflegen. Die restliche Kräuterbutter auf den Tomaten verteilen.
3. Die Steaks und die Tomaten auf dem Grill fertig grillen. Die Creme auf den Steaks zerschmelzen lassen oder mit den Tomaten servieren. Dazu reicht man am besten frisches Baguette.

Gemischtes Gemüse mit Hüttenkäse

Zutaten für 4 Portionen

250 g Tofu

8 Brechbohnen

2 Möhren

1 kleine rote Paprika

2 mittelgroße Tomaten

1 Schalotte

1 walnussgroßes Stück Ingwer

2 EL natives Kokosöl

0,5 TL Kurkuma, getrocknet

0,5 TL Steinsalz

1 Prise Vollrohrzucker

0,5 klein gehackte frische Chilischote

0,25 TL Hing (ein scharfes asiatisches Gewürz)

0,5 TL Garam Masala

Steinsalz

Zubereitung

1. Das Gemüse säubern, die Schalotte von der Schale befreien und klein zerhacken. Die Bohnen quer in Stücke zerschneiden. Die Möhren von der Schale befreien und in drei Zentimeter lange Stifte zerschneiden.
2. Die Tomaten einschneiden, mit heißem Wasser überbrühen, von der Haut befreien und in kleine Würfel zerschneiden.
3. Einen Esslöffel Kokosöl in einer Pfanne auf Temperatur bringen, die Schalotte dünsten, die vorgekochten Bohnen, die Karotten und die Paprika mit dem Steinsalz hinzufügen und kurz andünsten. Zur Seite stellen.
4. Dazu Basmatireis oder Fladenbrot servieren.

5. In einer Pfanne einen Esslöffel Kokosöl auf Temperatur bringen und das Kurkuma, den Ingwer und Hing dünsten, die Tomaten hinzufügen und kochen lassen. Den Tofu hinzufügen und ein paar Minuten köcheln lassen. Das Gemüse hinzufügen und Garam Masala dazugeben. Mit dem Steinsalz abschmecken.

Tofu-Knusper-Nuggets

Zutaten für 16 Stück

300 g Tofu

70 g Mehl

100 ml Wasser

1 TL Zucker

1 TL Salz

Pfeffer

80 g Cornflakes, ungesüßt

75 ml Rapsöl

Zubereitung

1. Tofu in etwa 1 Zentimeter dicke Scheiben und anschließend in runde Nuggets schneiden. Auf einem Teller beiseitestellen.
2. In einem hohen Teller das Mehl und Wasser zu einem Teig verrühren. Einen Teelöffel Salz und einen Teelöffel Zucker hinzugeben. Anschließend noch etwas Pfeffer dazugeben und alles gut verrühren. In einen weiteren Teller die Cornflakes geben und diese zerbröseln.
3. Die Tofunuggets erst in dem Teig-Gemisch und dann in den Cornflakes wenden.

4. In einer Pfanne das Rapsöl auf mittlerer Stufe erhitzen. Die Nuggets von beiden Seiten anbraten, bis die goldbraun sind.

Chinesische Fu Yung Hai Pfannkuchen

Zutaten:

2	mittegroße		Eier
½	Teelöffel	zerkleinerter	Schnittlauch
1	½	Esslöffel	Kokosnussöl
½	Tasse	aufgetauter	Spinat
3	Esslöffel	gewürfelter	Schinken
¼	Teelöffel	Apfelcidre	Essig
¼	Teelöffel	schwarzer	Pfeffer
1	Teelöffel		Olivenöl
Eine	Prise		Salz

Anleitung:
Verquirlen Sie die Eier und den zerkleinerten Schnittlauch mit Salz, dann leeren Sie das Kokosnussmehl ein und rühren alles in einer großen Schüssel zusammen.
Fügen Sie Spinat, gewürfelten Schinken und Apfelcidre Essig hinzu, mixen Sie alles zusammen. Heizen Sie die Bratpfanne vor und Fetten Sie sie mit Olivenöl.
Leeren Sie 3 Esslöffel Teig hinein und braten Sie ihn für 2 Minuten auf jeder Seite.

Kokosnuss Kuchen

Zutaten:
1		Ei
½	Tasse gehackter	Apfel
3	Esslöffel	Kokosnussmehl
2	Esslöffel gehackte	Walnuss
1	Esslöffel zerkleinerte	Kokosnuss
2	Esslöffel	Honig
¼	Teelöffel	Zimtpulver
Eine	Prise	Salz

Anleitung:
Vermischen Sie alle Zutaten in einem mikrowellensicheren Becher mit einer Gabel. Backen Sie es in einer Mikrowelle für 2 Minuten.

Tipp: Lese unbedingt mein neues Buch: Honig: 50 Superfood Rezepte zum Abnehmen, Wundermittel Honig, Kochbuch für mehr Vitalität, Gesundheit und Wohlbefinden, Naturkosmetik, Körperpflege
Dort findest Du zahlreiche Rezepte, die Dein Leben bereichern werden!

Makadamiawaffeln

Zutaten:
- 2 Eier
- ½ Tasse rohe Makadamianüsse
- 3 Esslöffel Kokosnussmilch
- 1 ½ Esslöffel Honig
- 1 ½ Esslöffel Kokosnussöl
- 1 ½ Esslöffel Kokosnussmehl
- ½ Teelöffel Kokosnussmehl
- ¼ Teelöffel Backpulver
- ¼ Teelöffel Vanilleextrakt
- Eine Prise Salz

Sirup:
- ½ Tasse in Scheiben geschnittene Pfirsiche
- ½ Tasse in Scheiben geschnittene Pflaumen
- ¼ Tassen Kirschen, zerkleinert
- 1 ½ Esslöffel Honig
- ¼ Teelöffel Vanilleextrakt
- ¼ Teelöffel Zitronensaft

Anleitung:
Geben Sie alle Sirupzutaten in einen Topf und rühren sie es zusammen bei mittlerer Hitze für ungefähr 15 Minuten.
Vermischen Sie alle Zutaten in einem Mixer. Löffeln Sie den Teig in das geheizte Waffeleisen. Nach 1 Minute sind die Waffeln fertig.

Tipp: Lese unbedingt mein neues Buch: Kokosöl: 50 Superfood Rezepte zum Abnehmen, Kokosnuss-Öl Kochbuch für mehr Gesundheit und Vitalität, Anti Aging, Wundermittel, Diät Dort findest du unglaublich leckere Rezepte!!

Honig Apfelmus

Zutaten:
2	TL	Honig
1		Apfel
¼	Tasse	Wasser
etwas		Milch
1	TL	Zimt
1		Banane

Anleitung:
Apfel schälen und vierteln.
Wasser in einem kleinen Topf zum Kochen bringen.
Apfelstückchen in das Wasser geben und aufweichen lassen.
Solange köcheln lassen bis das Wasser fast verdunstet ist.
Anschließend Apfelstückchen mit einer Banane pürieren.
Etwas Milch hinzufügen, vermischen und erneut kurz aufkochen.
Zimt und Honig dazugeben und vermischen.

Cashew Smoothie

Zutaten:
1	Tasse	Wasserkresse
25	g	Cashews
200	ml	Halbmagermilch
1	Tasse	Brokkoliespitzen
1	kleine	Avocado
1	Tasse feine	Bohnen

Anleitung:
Bohnen und Brokkoliespitzen schneiden. Cashews für 30 Sekunden mixen. Restliche Zutaten hinzufügen und für weitere 20 Sekunden mixen. Gleich servieren und genießen.

Blumenkohl-Milchreis

Vorbereitungszeit: 10 Minuten
Garzeit: 35 Minuten
Portionen: 4

Zutaten:
- 6 und ½ Tassen Wasser
- ¾ Tasse Stevia
- 2 Tassen Blumenkohlreis
- 2 Zimtstangen
- eine Prise Salz
- 5 Kardamomkapseln, zerkleinert
- 3 Nelken
- ½ Tasse Kokosnuss, gerieben

Richtungen:
1. Geben Sie den Blumenkohlreis in Ihren Instant-Topf, geben Sie eine Prise Salz und das Wasser hinzu.
2. In einem Käsetuch Kardamom mit Zimt und Nelken mischen, binden, in den Topf geben, abdecken und 12 Minuten bei niedriger Temperatur kochen.
3. Fügen Sie Kokosnuss und Stevia hinzu, stellen Sie Ihren Topf auf den Bratmodus, kochen Sie den Pudding weitere 10 Minuten, werfen Sie die

Gewürze weg, teilen Sie ihn in Schalen und servieren Sie ihn zum Frühstück.

genießen!

Ernährung: Kalorien 118, Fett 1, Ballaststoffe 1, Kohlenhydrate 6, Protein 8

Frühstücksmuffins

Vorbereitungszeit: 10 Minuten
Garzeit: 20 Minuten
Portionen: 10
Zutaten:
- 1 Tasse Wasser
- ½ Teelöffel Backpulver
- 2 ½ Tassen Mandelmehl
- 1 Esslöffel Vanilleextrakt
- ¼ Tasse Kokosöl
- ¼ Tasse Kokosmilch
- 2 Eier
- ¼ Tasse Ahornsirup
- 3 Esslöffel Zimt, gemahlen
- 1 Tasse Blaubeeren

Richtungen:
1. Mischen Sie in einer Schüssel Mandelmehl mit Backpulver, Eiern, Öl, Kokosmilch, Zimt, Ahornsirup, Vanille und Blaubeeren, rühren Sie alles mit Ihrem Mixer um und teilen Sie dieses in Silikon-Muffin-Tassen.
2. Geben Sie das Wasser in Ihren Instant-Topf, fügen Sie den Dampfkorb hinzu, fügen Sie Muffinschalen

hinzu, decken Sie ihn ab und kochen Sie ihn 20 Minuten lang auf hoher Stufe.
3. Muffins auf Teller verteilen und zum Frühstück servieren.

genießen!

Ernährung: Kalorien 170, Fett 3, Ballaststoffe 1, Kohlenhydrate 3, Protein 5

Einfacher Frühstück Hackbraten

Vorbereitungszeit: 10 Minuten
Garzeit: 50 Minuten
Portionen: 4
Zutaten:
- 1 gehackte Zwiebel
- 1 und ½ Tassen Wasser
- 2 Pfund Schweinefleisch, gehackt
- 1 Teelöffel rote Pfefferflocken
- 1 Teelöffel Olivenöl
- 3 gehackte Knoblauchzehen
- ¼ Tasse Mandelmehl
- 1 Teelöffel Oregano, gehackt
- 1 Esslöffel Salbei, gehackt
- eine Prise Meersalz und schwarzer Pfeffer
- 1 Esslöffel Paprika
- 1 Teelöffel Majoran, getrocknet
- 2 Eier

Richtungen:
1. Stellen Sie Ihren Instant-Topf auf den Bratmodus, geben Sie das Öl hinzu und erhitzen Sie es.
2. Zwiebel und Knoblauch dazugeben, umrühren und 3 Minuten anbraten.

3. Diese in eine Schüssel geben, abkühlen lassen und mit dem Fleisch mischen.
4. Eine Prise Salz, schwarzen Pfeffer, Pfefferflocken, Mandelmehl, Salbei, Oregano, Eier, Paprika und Majoran hinzufügen, gut umrühren und in eine gefettete Hackbratenpfanne geben.
5. Geben Sie das Wasser in Ihren Instant-Topf, fügen Sie den Dampfkorb hinzu, fügen Sie den Hackbraten hinzu, decken Sie ihn ab und kochen Sie ihn 50 Minuten lang auf hoher Stufe.
6. Frikadelle abkühlen lassen, in Scheiben schneiden, auf Teller verteilen und zum Frühstück servieren.

genießen!

Ernährung: Kalorien 210, Fett 3, Ballaststoffe 1, Kohlenhydrate 5, Protein 12

Hervorragendes Zucchini-Frühstück

Vorbereitungszeit: 10 Minuten
Garzeit: 5 Minuten
Portionen: 6

Zutaten:
- 1 ½ Tassen gelbe Zwiebel, gehackt
- 1 Esslöffel Olivenöl
- 2 gehackte Knoblauchzehen
- 12 Unzen Pilze, gehackt
- 1 Basilikumfeder, gehackt
- eine Prise Meersalz und schwarzer Pfeffer
- 8 Tassen Zucchini, in Scheiben geschnitten
- 15 Unzen Tomatenkonserven, zerkleinert

Richtungen:
4. Geben Sie das Öl in Ihren Instant-Topf und erhitzen Sie es im Bratmodus.
5. Zwiebel und Knoblauch dazugeben, umrühren und 2 Minuten kochen lassen.
6. Champignons, Basilikum, Salz und Pfeffer hinzufügen, umrühren und weitere 1 Minute kochen lassen.
7. Zucchini und Tomaten hinzufügen, umrühren, abdecken und 2 Minuten auf hoher Stufe kochen lassen.

8. auf Teller verteilen und zum Frühstück servieren. genießen!

Ernährung: Kalorien 176, Fett 2, Ballaststoffe 3, Kohlenhydrate 5, Protein 6

Frühstück Spinat Genuss

Vorbereitungszeit: 10 Minuten
Garzeit: 20 Minuten
Portionen: 4
Zutaten:
- 1 Pfund Senfblätter
- 1 Pfund Spinat, zerrissen
- 2 Esslöffel Olivenöl
- ein kleines Ingwerstück, gerieben
- 2 gelbe Zwiebeln, gehackt
- 4 gehackte Knoblauchzehen
- 1 Teelöffel Kreuzkümmel, gemahlen
- 1 Teelöffel Koriander, gemahlen
- 1 Teelöffel Garam Masala
- eine Prise Cayennepfeffer
- ½ Teelöffel Kurkuma
- eine Prise schwarzer Pfeffer
- eine Prise Bockshornkleeblätter, getrocknet

Richtungen:
1. Stellen Sie Ihren Instant-Topf auf den Bratmodus, geben Sie Öl hinzu und erhitzen Sie ihn.

2. Zwiebel, Knoblauch, Ingwer, Koriander, Kreuzkümmel, Garam Masala, Kurkuma, Cayennepfeffer, schwarzen Pfeffer und Bockshornklee hinzufügen, umrühren und 5 Minuten kochen lassen.
3. Spinat und Senfblätter hinzufügen, vorsichtig umrühren, abdecken und 15 Minuten auf hoher Stufe kochen lassen.
4. in Schalen teilen und zum Frühstück servieren.

genießen!

Ernährung: Kalorien 200, Fett 3, Ballaststoffe 2, Kohlenhydrate 5, Protein 7

Tolle Französische Eier

Vorbereitungszeit: 10 Minuten
Garzeit: 20 Minuten
Portionen: 6

Zutaten:
- 1 gelbe Zwiebel, gehackt
- 6 Eier
- 1 Tasse Speck, gekocht und zerbröckelt
- 1 Tasse Grünkohl, gehackt
- 1 Teelöffel Kräuter de Provence
- 1 Tasse Wasser
- eine Prise Meersalz und schwarzer Pfeffer

Richtungen:
1. In einer Schüssel Eier mit Zwiebeln, Grünkohl, Speck, Salz, Pfeffer und Kräutern mischen, gut verquirlen und in eine hitzebeständige Schüssel geben.
2. Geben Sie das Wasser in Ihren Instant-Topf, fügen Sie den Dampfkorb hinzu und stellen Sie die Schüssel mit den Eiern hinein.
3. abdecken, 20 Minuten auf hoher Stufe kochen lassen, etwas abkühlen lassen, auf Teller verteilen und servieren.

genießen!

Ernährung: Kalorien 132, Fett 3, Ballaststoffe 1, Kohlenhydrate 4, Protein 7

Orangendessert

Vorbereitungszeit: 10 Minuten
Garzeit: 30 Minuten
Portionen: 4
Zutaten:
- 1 und ¾ Tasse Wasser
- 1 Teelöffel Backpulver
- 1 Tasse Kokosmehl
- 2 Esslöffel Stevia
- ½ Teelöffel Zimtpulver
- 3 Esslöffel Kokosöl, geschmolzen
- ½ Tasse Kokosmilch
- ½ Tasse Pekannüsse, gehackt
- ½ Tasse Rosinen
- ½ Tasse Orangenschale, gerieben
- ¾ Tasse Orangensaft

Richtungen:
1. Mehl in einer Schüssel mit Stevia, Backpulver, Zimt, 2 EL Öl, Milch, Pekannüssen und Rosinen mischen, umrühren und in eine gefettete hitzebeständige Schüssel geben.

2. Eine kleine Pfanne bei mittlerer Hitze erhitzen, ¾ Tasse Wasser mit Orangensaft, Orangenschale und dem Rest des Öls mischen, umrühren, zum Kochen bringen und über die Pekannussmischung gießen.
3. Geben Sie 1 Tasse Wasser in Ihren Instant-Topf, fügen Sie den Untersetzer hinzu, fügen Sie eine hitzebeständige Schüssel hinzu, decken Sie ihn ab und kochen Sie ihn 30 Minuten lang auf hoher Stufe.
4. kalt servieren.

genießen!

Ernährung: Kalorien 142, Fett 3, Ballaststoffe 1, Kohlenhydrate 3, Protein 3

Erfrischendes Obstgericht

Vorbereitungszeit: 10 Minuten
Garzeit: 10 Minuten
Portionen: 4

Zutaten:
- 1 und ½ Pfund Pflaumen, Steine entfernt und halbiert
- 2 Esslöffel Stevia
- 1 Esslöffel Zimtpulver
- 2 Äpfel, entkernt, geschält und in Keile geschnitten
- 2 Esslöffel Zitronenschale, gerieben
- 2 Teelöffel Balsamico-Essig
- 1 Tasse heißes Wasser

Richtungen:
1. Geben Sie Pflaumen, Wasser, Äpfel, Stevia, Zimt, Zitronenschale und Essig in Ihren Instant-Topf, decken Sie ihn ab und kochen Sie ihn 10 Minuten lang auf hoher Stufe.
2. Nochmals gut umrühren, in kleine Tassen teilen und kalt servieren.

Ernährung: Kalorien 73, Fett 0, Ballaststoffe 1, Kohlenhydrate 2, Protein 4

Spezielles Vanille-Dessert

Vorbereitungszeit: 10 Minuten
Garzeit: 10 Minuten
Portionen: 4
Zutaten:
- 1 Tasse Mandelmilch
- 4 Esslöffel Flachsmehl
- 2 Esslöffel Kokosmehl
- 2 und ½ Tassen Wasser
- 2 Esslöffel Stevia
- 1 Teelöffel Espressopulver
- 2 Teelöffel Vanilleextrakt
- Kokoscreme zum Servieren

Richtungen:
3. Mischen Sie in Ihrem Instant-Topf Flachsmehl mit Mehl, Wasser, Stevia, Milch und Espressopulver, rühren Sie es um, decken Sie es ab und kochen Sie es 10 Minuten lang auf hoher Stufe.
4. Vanilleextrakt hinzufügen, gut umrühren, 5 Minuten ruhen lassen, in Schalen teilen und mit Kokoscreme darüber servieren.

genießen!

Ernährung: Kalorien 182, Fett 2, Ballaststoffe 1, Kohlenhydrate 3, Protein 4

Die Beste Marmelade Aller Zeiten

Vorbereitungszeit: 10 Minuten
Garzeit: 5 Minuten
Portionen: 6
Zutaten:
- 4 ½ Tassen Pfirsiche, geschält und gewürfelt
- 4 Esslöffel Stevia
- ¼ Tasse kristallisierter Ingwer, gehackt

Richtungen:
1. Stellen Sie Ihren Instant-Topf auf den Kochmodus, fügen Sie Pfirsiche, Ingwer und Stevia hinzu, rühren Sie um, bringen Sie ihn zum Kochen, decken Sie ihn ab und kochen Sie ihn 5 Minuten lang auf hoher Stufe.
2. in Schalen teilen und kalt servieren.

genießen!

Ernährung: Kalorien 53, Fett 0, Ballaststoffe 0, Kohlenhydrate 0, Protein 2

Schokoladenkuchen

Vorbereitungszeit: 10 Minuten
Garzeit: 40 Minuten
Portionen: 6
Zutaten:

- ¾ Tasse Kakaopulver

- ¾ Tasse Mandelmehl

- ½ Tasse Ghee, geschmolzen

- 1 Tasse Wasser

- 4 Esslöffel Stevia

- ½ Teelöffel Backpulver

- 3 Eier, Weiß und Eigelb getrennt

- 1 Teelöffel Vanilleextrakt

Richtungen:
1. In einer Schüssel Eiweiß mit dem Mixer schlagen.
2. In einer anderen Schüssel Eigelb mit dem Mixer schlagen.
3. In einer dritten Schüssel Mehl mit Backpulver, Stevia, Kakaopulver, Eiweiß, Eigelb, Ghee und Vanilleextrakt mischen , sehr gut umrühren und in eine gefettete und ausgekleidete Backform geben.
4. Geben Sie das Wasser in Ihren Instant-Topf, fügen Sie den Dampfkorb hinzu, fügen Sie die Kuchenform hinzu, kochen Sie 40 Minuten auf niedriger Stufe

und lassen Sie den Kuchen abkühlen, schneiden Sie ihn in Scheiben und servieren Sie ihn.

genießen!

Ernährung: Kalorien 241, Fett 2, Ballaststoffe 2, Kohlenhydrate 3, Protein 5

Karottenkuchen

Vorbereitungszeit: 10 Minuten
Garzeit: 30 Minuten
Portionen: 6
Zutaten:
- 5 Unzen Kokosmehl
- ¾ Teelöffel Backpulver
- ½ Teelöffel Backpulver
- ½ Teelöffel Piment
- ½ Teelöffel Zimtpulver
- 3 Esslöffel Kokoscreme
- ¼ Teelöffel Muskatnuss, gemahlen
- 1 Esslöffel Leinsamen gut mit 2 Esslöffel Wasser gemischt
- 3 Esslöffel Stevia
- ⅓ Tasse Karotten, gerieben
- ¼ Tasse Ananassaft
- ⅓ Tasse Kokosflocken
- 4 Esslöffel Kokosöl, geschmolzen
- ⅓ Tasse Pekannüsse, geröstet und gehackt
- Kochspray
- 2 Tassen Wasser

Richtungen:
1. Mehl in einer Schüssel mit Backpulver und Pulver, Salz, Piment, Zimt und Muskatnuss mischen und umrühren.
2. Leinsamen, Sahne, Stevia, Ananassaft, Öl, Karotten, Pekannüsse und Kokosflocken hinzufügen, umrühren und in eine gefettete Kuchenform geben.
3. Geben Sie 2 Tassen Wasser in Ihren Instant-Topf, fügen Sie den Dampfkorb hinzu, fügen Sie die Kuchenform hinzu, decken Sie ihn ab und kochen Sie ihn 32 Minuten lang auf hoher Stufe.
4. Kuchen abkühlen lassen, in Scheiben schneiden und servieren.

genießen!

Ernährung: Kalorien 140, Fett 3, Ballaststoffe 2, Kohlenhydrate 3, Protein 4

Mandel-Frischkäse-Kuchen

Vorbereitungszeit: 10 Minuten
Garzeit: 20 Minuten
Portionen: 12

Zutaten:
- 1 Pfund Mandelfrischkäse
- 6 Unzen Datteln, 15 Minuten eingeweicht und abgetropft
- 2 Unzen Honig
- 4 Eier
- 2 Unzen Stevia
- etwas Vanilleextrakt
- 17 Unzen Wasser
- Orangensaft und Zitronenschale von ½ Orange

Richtungen:
1. In einer Schüssel Mandelfrischkäse mit Eiern, Honig, Stevia, Vanille, Orangenschale, Orangensaft und Datteln mischen, gut umrühren, in eine hitzebeständige Schüssel geben und mit Alufolie abdecken.
2. Wasser in einen Instant-Topf geben, den Untersetzer auf den Boden geben, die Auflaufform hinzufügen, abdecken und 20 Minuten auf mittlerer Stufe kochen.

3. Kuchen abkühlen lassen, in Scheiben schneiden und servieren.

genießen!

Ernährung: Kalorien 200, Fett 2, Ballaststoffe 2, Kohlenhydrate 3, Protein 3

Leckere Kürbisbeilage

Vorbereitungszeit: 10 Minuten
Garzeit: 11 Minuten
Portionen: 4
Zutaten:

- 2 Esslöffel Olivenöl
- ½ Tasse Wasser
- 2 gehackte Knoblauchzehen
- 3 Esslöffel Kokosaminos
- 1 Zoll Ingwer, gerieben
- ½ Teelöffel rote Pfefferflocken
- 4 Bok Choy Trauben, in Viertel geschnitten
- 1 kleiner Kürbis, geschält, entkernt und gehackt
- 1 Esslöffel Sesam, geröstet

Richtungen:
1. Stellen Sie Ihren Instant-Topf auf den Bratmodus, fügen Sie das Öl hinzu, erhitzen Sie es, fügen Sie Knoblauch, Ingwer, Aminosäuren und Pfefferflocken hinzu, rühren Sie um und braten Sie es 1 Minute lang an.
2. Kürbis, Bok Choy und Wasser hinzufügen, vorsichtig umrühren, abdecken und 10 Minuten auf hoher Stufe kochen lassen.

3. Auf Teller verteilen, Sesam darüber streuen und als Beilage servieren.

genießen!

Ernährung: Kalorien 119 Fett 2, Ballaststoffe 2, Kohlenhydrate 3 Protein 6

Beilage Mit Speziellem Geschmack

Vorbereitungszeit: 10 Minuten
Garzeit: 8 Minuten
Portionen: 8
Zutaten:
- 2 Tassen Hühnerbrühe
- 1 Grünkohlkopf, gehackt
- 3 Esslöffel Olivenöl
- 3 gehackte Speckscheiben
- eine Prise schwarzer Pfeffer

Richtungen:
1. Stellen Sie Ihren Instant-Topf auf den Sauté-Modus, fügen Sie Speck hinzu, rühren Sie um und kochen Sie ihn 4 Minuten lang.
2. Öl, Kohl, Brühe und Pfeffer hinzufügen, umrühren, abdecken und 3 Minuten bei hoher Temperatur kochen.
3. Kohl auf Teller verteilen und servieren.

genießen!

Ernährung: Kalorien 100, Fett 3, Ballaststoffe 2, Kohlenhydrate 6, Protein 5

Artischocken Freude

Vorbereitungszeit: 10 Minuten
Garzeit: 20 Minuten
Portionen: 4
Zutaten:

- 4 Artischocken, getrimmt

- 2 Tasse Hühnerbrühe

- 1 Esslöffel Estragon, gehackt

- 1 Zitrone, in Scheiben geschnitten

- Saft und Schale von 1 Zitrone

- 1 Selleriestiel, gehackt

- ½ Tasse Olivenöl

- eine Prise Meersalz

Richtungen:
1. Artischocken in den Instant-Topf geben, Brühe und Zitronenscheiben hinzufügen, mit einer Prise Salz würzen, abdecken und 20 Minuten auf hoher Stufe kochen lassen.
2. Mischen Sie in Ihrem Mixer Estragon mit Zitronenschale und Zitronensaft, Öl, Sellerie und einer Prise Salz und Hülsenfrüchten sehr gut.
3. Artischocken auf Teller verteilen, Zitronensauce darüber träufeln und als Beilage servieren.

genießen!

Ernährung: Kalorien 163, Fett 4, Ballaststoffe 6, Kohlenhydrate 8, Protein 7

Köstlicher Blumenkohlreis

Vorbereitungszeit: 10 Minuten
Garzeit: 20 Minuten
Portionen: 6
Zutaten:
- 2 Tassen Blumenkohlreis
- 2 Tassen Wasser
- 1 kleine Ananas, geschält und gehackt
- eine Prise Meersalz und schwarzer Pfeffer
- 2 Teelöffel Olivenöl

Richtungen:
1. Mischen Sie in Ihrem Instant-Topf Blumenkohlreis mit Ananas, Wasser, Öl, Salz und Pfeffer, rühren Sie ihn um, decken Sie ihn ab und kochen Sie ihn 20 Minuten lang auf niedriger Stufe.
2. Auf Teller verteilen und als Beilage servieren.

genießen!

Ernährung: Kalorien 100, Fett 2, Ballaststoffe 2, Kohlenhydrate 6, Protein 5

Grüne Bohnen Beilage

Vorbereitungszeit: 10 Minuten
Garzeit: 14 Minuten
Portionen: 6

Zutaten:
- 5 Tassen Wasser
- 1 Esslöffel Olivenöl
- 2 Esslöffel Thymian, gehackt
- 1 Tasse gelbe Zwiebel, gehackt
- 5 gehackte Knoblauchzehen
- 3 Esslöffel Balsamico-Essig
- ½ Tasse Tomatenmark
- ½ Tasse Ahornsirup
- 2 Esslöffel Kokosaminos
- 2 Esslöffel rote Chilipaste
- 2 Esslöffel Senf
- 1 ½ Tassen grüne Bohnen
- eine Prise Meersalz und schwarzer Pfeffer

Richtungen:

1. Stellen Sie Ihren Instant-Topf auf den Bratmodus, fügen Sie das Öl hinzu, erhitzen Sie es, fügen Sie Zwiebeln hinzu, rühren Sie um und braten Sie es 3 Minuten lang an.
2. Knoblauch, Thymian, Essig und Tomatenmark hinzufügen, umrühren und weitere 1 Minute kochen lassen.
3. grüne Bohnen, Wasser, Ahornsirup, Senf, Chilipaste , Salz, Pfeffer und Aminosäuren hinzufügen , umrühren, abdecken und 10 Minuten auf hoher Stufe kochen lassen
4. Auf Teller verteilen und als Beilage servieren.

genießen!

Ernährung: Kalorien 160, Fett 2, Ballaststoffe 4, Kohlenhydrate 7, Protein 8

Einfache Glasierte Karotten

Vorbereitungszeit: 5 Minuten
Garzeit: 7 Minuten
Portionen: 4
Zutaten:
- 16 Unzen Babykarotten
- 2 Esslöffel Olivenöl
- 2 Unzen Wasser
- 2 Unzen Ghee
- 2 Esslöffel Dill, gehackt
- eine Prise Salz und schwarzen Pfeffer

Richtungen:
1. Geben Sie die Karotten in Ihren Instant-Topf, geben Sie Ghee, Wasser, Salz und Pfeffer hinzu, rühren Sie sie um, decken Sie sie ab und kochen Sie sie 7 Minuten lang auf hoher Stufe.
2. Karotten abtropfen lassen, in eine Schüssel geben, Dill und Öl hinzufügen, umrühren und sofort als Beilage servieren.

genießen!

Ernährung: Kalorien 172, Fett 3, Ballaststoffe 3, Kohlenhydrate 5, Protein 7

Sommer Lamm Vorspeise

Vorbereitungszeit: 10 Minuten
Garzeit: 40 Minuten
Portionen: 4
Zutaten:

- 1 Esslöffel Olivenöl

- 3 Pfund Lammkeule, Knochen weggeworfen

- 4 Tassen Gemüsebrühe

- schwarzer Pfeffer nach Geschmack

- 1 Teelöffel Kreuzkümmel, gemahlen

- eine Prise Thymian, getrocknet

- 2 gehackte Knoblauchzehen

Für den Salat:

- ½ Tasse Pekannüsse, geröstet

- 2 Tassen Spinat

- 1 ½ Esslöffel Zitronensaft

- ¼ Tasse Olivenöl

- 1 Tasse Minze, gehackt

Richtungen:
1. Lammfleisch gut mit Pfeffer, 1 Esslöffel Öl, Thymian, Kreuzkümmel und gehacktem Knoblauch einreiben.

2. Geben Sie die Brühe in Ihren Instant-Topf, fügen Sie Lamm hinzu, decken Sie sie ab und kochen Sie sie 40 Minuten lang auf hoher Stufe.
3. Lammfleisch auf ein Schneidebrett geben, abkühlen lassen, Fleisch zerkleinern und in eine Salatschüssel geben.
4. Spinat, Minze, ¼ Tasse Olivenöl, Zitronensaft, geröstete Pekannüsse und Pfeffer hinzufügen, zum Überziehen werfen, auf Vorspeiseteller verteilen und servieren.

genießen!

Ernährung: Kalorien 234, Fett 3, Ballaststoffe 3, Kohlenhydrate 5, Protein 12

Leckere Rübenstangen

Vorbereitungszeit: 10 Minuten
Garzeit: 5 Minuten
Portionen: 4
Zutaten:
- 2 Pfund Rüben, geschält und in Stäbchen geschnitten
- schwarzer Pfeffer nach Geschmack
- 2 Esslöffel Olivenöl
- ½ Tasse Wasser
- 2 Esslöffel Chilipulver
- 1 Teelöffel Zwiebelpulver
- 1 Teelöffel Knoblauchpulver
- ½ Teelöffel Oregano, getrocknet
- 1 und ½ Esslöffel Kreuzkümmel, gemahlen

Richtungen:
1. In einer Schüssel Chilipulver mit Zwiebelpulver, Knoblauchpulver, Oregano, Kreuzkümmel und Pastinakenstangen mischen und werfen.
2. Mit schwarzem Pfeffer würzen, das Öl beträufeln und gut überziehen.
3. Geben Sie das Wasser in Ihren Instant-Topf, fügen Sie den Dampfkorb hinzu, fügen Sie Rübenstangen hinzu, decken Sie ihn ab und kochen Sie ihn 5 Minuten lang auf hoher Stufe.

4. Pastinaken in eine Schüssel geben und als Snack servieren.

genießen!

Ernährung: Kalorien 112, Fett 1, Ballaststoffe 1, Kohlenhydrate 1, Protein 3

Einfache Rindfleisch-Party-Pastetchen

Vorbereitungszeit: 10 Minuten
Garzeit: 35 Minuten
Portionen: 6
Zutaten:
- ½ Tasse Flachsmehl

- 1 und ½ Pfund Rindfleisch, gemahlen

- 1 Ei
- eine Prise Salz und schwarzen Pfeffer

- 10 Unzen Gemüsebrühe

- 1 Esslöffel Kokosmehl

- ¼ Tasse Tomatenmark

- ½ Teelöffel Senfpulver

- ¼ Tasse Wasser

Richtungen:
1. In einer Schüssel ⅓ Tasse Brühe mit Rindfleisch, Salz, Pfeffer, Ei und Flachsmehl mischen, 6 Pastetchen formen und beiseite lassen.
2. Stellen Sie Ihren Instant-Topf auf den Bratmodus, fügen Sie Rindfleischpastetchen hinzu, bräunen Sie sie einige Minuten lang an und geben Sie sie auf einen Teller.
3. Den Rest der Brühe, Mehl, Wasser, Tomatenmark und Senfpulver in den Instant-Topf geben,

umrühren, Pastetchen hinzufügen, abdecken und 10 Minuten auf hoher Stufe kochen lassen.

4. Pastetchen auf einer Platte verteilen, die Sauce darüber träufeln und servieren.

genießen!

Ernährung: Kalorien 214, Fett 3, Ballaststoffe 1, Kohlenhydrate 4, Protein 13

Lachslaibchen

Vorbereitungszeit: 10 Minuten
Garzeit: 10 Minuten
Portionen: 4
Zutaten:
- 1 Pfund Lachs, gemahlen
- 2 Esslöffel Zitronenschale
- schwarzer Pfeffer nach Geschmack
- eine Prise Meersalz
- 1 Teelöffel Olivenöl
- ½ Tasse Flachsmehl

Richtungen:
1. Mischen Sie in Ihrer Küchenmaschine Lachs mit Flachsmehl, Salz, Pfeffer und Zitronenschale, pulsieren Sie gut, formen Sie 4 Pastetchen aus dieser Mischung und legen Sie sie auf einen Teller.
2. Stellen Sie Ihren Instant-Topf auf den Bratmodus, geben Sie das Öl hinzu und erhitzen Sie es.
3. Pastetchen hinzufügen, Topf abdecken und 10 Minuten auf hoher Stufe kochen lassen.
4. Pastetchen auf einer Platte anrichten und servieren.

genießen!

Ernährung: Kalorien 142, Fett 3, Ballaststoffe 2, Kohlenhydrate 3, Protein 4

Verrückte Und Einzigartige Vorspeise

Vorbereitungszeit: 10 Minuten
Garzeit: 10 Minuten
Portionen: 2
Zutaten:
- 3 Esslöffel Currypulver

- 1 Tasse Mandelmehl

- 1 Tasse Wasser

- 3 Hähnchenbrustfilets ohne Knochen, ohne Haut und in dünne Streifen geschnitten

- 2 Teelöffel Kurkumapulver

- 1 Esslöffel Kreuzkümmel, gemahlen

- 1 Esslöffel Knoblauchpulver

- schwarzer Pfeffer nach Geschmack

Richtungen:
1. In einer Schüssel Curry mit Mehl, Kurkuma, Kreuzkümmel, Knoblauchpulver und schwarzem Pfeffer mischen, gut umrühren, Hähnchenstreifen hinzufügen und zum Überziehen werfen.
2. Geben Sie das Wasser in Ihren Instant-Topf, fügen Sie den Dampfkorb hinzu, fügen Sie Hühnchenstreifen hinzu, decken Sie ihn ab und kochen Sie ihn 10 Minuten lang auf hoher Stufe.
3. auf einer Platte anrichten und servieren.

genießen!

Ernährung: Kalorien 100, Fett 2, Ballaststoffe 3, Kohlenhydrate 4, Protein 2

Krabben Vorspeise

Vorbereitungszeit: 5 Minuten
Garzeit: 4 Minuten
Portionen: 4
Zutaten:
- 4 Pfund Krabbenbeine, halbiert
- 3 Zitronenschnitze
- ¼ Tasse Ghee, geschmolzen
- 1 Tasse Wasser

Richtungen:
1. Geben Sie das Wasser in Ihren Instant-Topf, fügen Sie den Dampfkorb hinzu, fügen Sie Krabbenbeine hinzu, decken Sie ihn ab und kochen Sie ihn 4 Minuten lang auf hoher Stufe.
2. Krabbenbeine auf eine Platte geben, geschmolzenes Ghee beträufeln und als Vorspeise mit Zitronenschnitzen an der Seite servieren.

genießen!

Ernährung: Kalorien 40, Fett 1, Ballaststoffe 0, Kohlenhydrate 0, Protein 3

Spezielle Artischocken

Vorbereitungszeit: 10 Minuten
Garzeit: 18 Minuten
Portionen: 2

Zutaten:
- 2 Artischocken, gewaschen und zugeschnitten
- 1 Lorbeerblatt
- 1 Tasse Wasser
- 2 gehackte Knoblauchzehen
- 1 Zitrone, halbiert

für die Soße:
- ¼ Tasse Kokosöl
- ¼ Tasse natives Olivenöl extra
- 3 Sardellenfilets
- 3 Knoblauchzehen

Richtungen:
1. Geben Sie das Wasser in Ihren Instant-Topf, fügen Sie den Dampfkorb hinzu, legen Sie Artischocken, Zitronenhälften, 2 gehackte Knoblauchzehen und Lorbeerblätter hinein, decken Sie sie ab und kochen Sie sie 18 Minuten lang auf hoher Stufe.

1. Mischen Sie in Ihrer Küchenmaschine Kokosöl mit Sardellen, 3 Knoblauchzehen und Olivenöl und pulsieren Sie gut.
2. Artischocken und Zitronenhälften auf Teller verteilen, die soeben zubereitete Sardellenmischung beträufeln und servieren.

genießen!

Ernährung: Kalorien 232, Fett 1, Ballaststoffe 3, Kohlenhydrate 6, Protein 12

Verrückter Karottenauflauf

Vorbereitungszeit: 10 Minuten
Garzeit: 10 Minuten
Portionen: 4
Zutaten:
- 3 Esslöffel Olivenöl
- 3 Esslöffel Flachsmehl
- 1 Teelöffel Zitronensaft
- 1 und ¾ Tasse Wasser
- 1 Esslöffel Petersilie, gehackt
- 1 Pfund Karotten, in dünne Streichhölzer geschnitten
- 1 Pfund Brokkoliröschen
- eine Prise Salz und schwarzen Pfeffer

Richtungen:
1. In einer Schüssel Petersilie, Flachsmehl und Zitronensaft gut umrühren und vorerst beiseite lassen.
2. Geben Sie Karotten, Brokkoli, Salz, Pfeffer und das Wasser in Ihren Instant-Topf, decken Sie ihn ab und kochen Sie ihn 10 Minuten lang auf hoher Stufe.
3. Gemüse abtropfen lassen, auf Teller geben, mit Flachsmehl bestreuen und servieren.

genießen!

Ernährung: Kalorien 170, Fett 2, Ballaststoffe 2, Kohlenhydrate 7, Protein 13

Aromatisiertes Und Leckeres Huhn

Vorbereitungszeit: 10 Minuten
Garzeit: 12 Minuten
Portionen: 4
Zutaten:
- 4 Hähnchenbrustfilets ohne Haut und ohne Knochen
- ½ Tasse Wasser
- 16 Unzen Paläo- Salsa
- 1 ½ Esslöffel Petersilie, gehackt
- ½ Esslöffel Koriander, gehackt
- ½ Esslöffel Oregano, getrocknet
- 1 Teelöffel Knoblauchpulver
- 1 Teelöffel Zwiebelpulver
- ½ Teelöffel geräucherter Paprika
- 1 Teelöffel Chilipulver
- ½ Teelöffel Kreuzkümmel, gemahlen
- schwarzer Pfeffer nach Geschmack

Richtungen:
1. Geben Sie das Wasser in Ihren Instant-Topf, fügen Sie Hähnchenbrust, Salsa, Petersilie, Knoblauchpulver, Koriander, Zwiebelpulver, Oregano, Paprika, Chilipulver, Kreuzkümmel und schwarzen Pfeffer hinzu, rühren Sie es um, decken

Sie es ab und kochen Sie es 12 Minuten lang auf hoher Stufe
2. Hühnchen auf Teller verteilen, die Saucen darüber träufeln und servieren.

genießen!

Ernährung: Kalorien 200, Fett 4, Ballaststoffe 2, Kohlenhydrate 5, Protein 12

Weißfischgenuss

Vorbereitungszeit: 5 Minuten
Garzeit: 25 Minuten
Portionen: 6
Zutaten:
- 1 gelbe Zwiebel, gehackt
- 6 weiße Fischfilets, in mittlere Würfel geschnitten
- eine Prise Salz und schwarzen Pfeffer
- 13 Unzen Süßkartoffeln, geschält und gewürfelt
- 13 Unzen Kokosmilch
- 14 Unzen Hühnerbrühe
- 14 Unzen Kokoscreme
- 14 Unzen Wasser

Richtungen:
1. Geben Sie Kartoffeln, Fisch, Zwiebeln, Milch, Brühe und Wasser in Ihren Instant-Topf, rühren Sie ihn um, decken Sie ihn ab und kochen Sie ihn 10 Minuten lang auf hoher Stufe
2. Stellen Sie Ihren Instant-Topf auf mehr köcheln, fügen Sie Kokoscreme, Salz und Pfeffer hinzu, rühren Sie um und kochen Sie weitere 10 Minuten.
3. Teilen Sie dies in Servierschalen und servieren Sie.

genießen!

Ernährung: Kalorien 254, Fett 3, Ballaststoffe 2, Kohlenhydrate 5, Protein 12

Anderer Und Spezieller Eintopf

Vorbereitungszeit: 10 Minuten
Garzeit: 25 Minuten
Portionen: 4
Zutaten:

- 1 Pfund Rindfleisch, gewürfelt
- 2 Speckscheiben, gekocht und zerbröckelt
- 2 Esslöffel Olivenöl
- ½ Tasse Kokosmehl
- 2 Tassen Rinderbrühe
- eine Prise Meersalz und schwarzer Pfeffer
- 1 Tasse Perlzwiebeln, geschält
- 4 gehackte Karotten
- 4 gehackte Knoblauchzehen
- 1 Esslöffel Tomatenmark
- ½ Tasse Wasser
- ein kleines Bündel Thymian, gehackt
- ein kleines Bündel Rosmarin, gehackt
- 2 Lorbeerblätter

Richtungen:

1. In einer Schüssel Kokosmehl mit einer Prise Salz und Pfeffer mischen, Rindfleischwürfel in dieser Mischung ausbaggern und auf einen Teller legen
2. Stellen Sie Ihren Instant-Topf auf den Bratmodus, geben Sie Öl hinzu, erhitzen Sie ihn, fügen Sie Fleisch hinzu, bräunen Sie ihn von allen Seiten und geben Sie ihn auf einen sauberen Teller.
3. Knoblauch, Wasser, Brühe, Thymian, Karotten, Tomatenmark, Rosmarin und Zwiebeln hinzufügen, umrühren und einige Minuten anbraten.
4. Das Rindfleisch wieder in den Topf geben, Lorbeerblätter und Speck hinzufügen, abdecken und 20 Minuten bei hoher Temperatur kochen lassen
5. Lorbeerblätter wegwerfen, in Schalen teilen und sofort servieren.

genießen!

Ernährung: Kalorien 298, Fett 4, Ballaststoffe 6, Kohlenhydrate 9, Protein 18

Paprikasuppe

Vorbereitungszeit: 5 Minuten
Garzeit: 15 Minuten
Portionen: 4
Zutaten:
- 6 rote Paprika, in Scheiben geschnitten
- 2 rote Zwiebeln, gehackt
- 2 gehackte Knoblauchzehen
- 4 Pflaumentomaten, in Scheiben geschnitten
- 1 gehackte Süßkartoffel
- 6 Tassen Hühnerbrühe
- 2 Esslöffel Olivenöl
- eine Prise Meersalz und schwarzer Pfeffer

Richtungen:
1. Stellen Sie Ihren Instant-Topf auf den Bratmodus, geben Sie das Öl hinzu und erhitzen Sie es.
2. Paprika, Knoblauch und Zwiebel dazugeben, umrühren und 3 Minuten anbraten
1. Tomaten, Hühnerbrühe und Süßkartoffel hinzufügen, umrühren, abdecken und weitere 13 Minuten auf hoher Stufe kochen.
2. Eine Prise Salz und schwarzen Pfeffer hinzufügen, umrühren, in Schalen schöpfen und servieren.

genießen!

Ernährung: Kalorien 193, Fett 3, Ballaststoffe 1, Kohlenhydrate 5, Protein 7

Pilztasse mit frischen Eiern

Zutaten:
3	frische	Eier
4	große	Pilze
4	geschnittener	Schinken
1 Teelöffel	schwarzer Pfeffer	Pulver
½	Teelöffel	Thymian
1	Teelöffel	Kokosöl

Zutaten:
Entfernen Sie den Stiel der Pilze, dann reinigen Sie sie mit einem feuchten Tuch.
Fetten Sie das Äußere der Pilze mit Kokosöl und legen Sie es auf ein Backblech.
Legen und arrangieren Sie ein Streifen Schinken in den Pilzkopf
Schlagen Sie jedes Ei in eine kleine Schale und dann lassen Sie es vorsichtig in den mit Schinken gefüllten Pilz gleiten.
Bestreuen Sie es mit schwarzem Pfeffer und Thymian.
Platzieren Sie das Backblech in den vorgeheizten Ofen bei 200 C und backen Sie für ungefähr 30 Minuten

Paleo Frittata

Zutaten:
- 3 Eier
- ½ Tasse Brokkoli
- 2 Esslöffel in Scheiben geschnittene rote Zwiebel
- ½ Tasse gehackte Babyspinatblätter
- ¼ Tomate, dünn geschnitten
- ½ Esslöffel frische Basilikumblätter
- ½ Esslöffel Kokosmehl
- ¼ Teelöffel schwarzer Pfeffer
- Eine Prise Salz

Anleitung:

Heizen Sie den Ofen auf 200 C vor

Verquirlen Sie die Eier zusammen mit Salz und schwarzem Pfeffer in einer Schüssel

Heizen Sie das Kokosöl in einer ofensicheren Bratpfanne über mittlerer Hitze.

Braten Sie das Brokkoli und die Zwiebeln an, bis die Zwiebel goldbraun ist und welkt.

Fügen Sie den Spinat hinzu und braten Sie für weitere 2 Minuten.

Leeren Sie die Eiermixtur in die Bratpfanne. Kochen Sie bis es etwas fest ist und platzieren Sie die in Scheiben geschnittenen Tomaten darauf.

Wenn die Frittata an den Rändern fertig ist, aber im inneren immer noch flüssig ist, legen Sie die Pfanne in den Ofen und backen Sie für ungefähr 25 Minuten oder bis die Frittata komplett fertig ist. Streuen Sie etwas Basilikum darüber.

Schoko Zucchini Pfeilwurz Muffin

Zutaten:

4			Eier
½	Tasse	Kokosöl,	geschmolzen
½	Tasse		Honig
2	Tassen	überbackene	Zucchini
¾	Tassen		Kokosmehl
2	Esslöffel		Kokosmehl
¾	Pfeilwurz		Stärke
½	Teelöffel		Backpulver
½	Teelöffel	Apfelcidre	Essig
¾	Tassen	gehackte dunkle	Schokolade

Anleitung:

Heizen Sie den Ofen auf 200C vor
Mit einem elektrischen Mixer, verquirlen Sie alle Zutaten außer die gehackte dunkle Schokolade
Wenn der Teig weich ist, falten Sie die gehackte dunkle Schokolade und rühren Sie leicht für eine Minute. Rühren Sie nicht zu viel
Löffeln Sie den Teig gleichmäßig in die Muffinschälchen
Backen Sie für ungefähr 30 Minuten oder, bis die Muffins gekocht sind
Lassen Sie sie kühlen und genießen Sie sie.

Gefüllte Paprika

Zutaten:

- 2 große Paprika

- 200 g Hackfleisch

- 200 ml Tomatenmark

- ½ Zwiebel

- ½ Knoblauchzehe

- 1 EL Olivenöl

- Salz und Pfeffer

Zubereitung:

- den Backofen auf etwa 180° vorheizen

- Zwiebel und Knoblauch würfeln und in einer Pfanne mit Öl andünsten

- zunächst Hackfleisch und dann sofort Tomatenmark dazugeben und etwa 10 Minuten kochen lassen

- Paprika oben aufschneiden und mit Hack-Pfanne füllen

- die Paprika für etwa 10 Minuten in den Ofen geben

- halbieren, kühlen lassen und sofort servieren

Käseomlett mit Tomaten

für 1 Person

Zutaten

2	Eier
1	TL Kokosöl
60	g Tomate
25	g Fetakäse
1	EL Milch
nach Belieben	Gewürze

Zubereitung

Pfanne zusammen mit dem Kokosöl erhitzen.

Eier in einer Schüssel mit 1 EL Milch, Salz und Pfeffer geben und den übrigen Gewürzen vermischen.

Die gesamte Eiermasse in die Pfanne geben.

Tomaten und Feta in Stücke schneiden und auf das Omlett legen.

Herd auf mittlere Hitze zurückschalten und das Ganze ca. 6 Minuten mit geschlossenem Deckel braten lassen.

warten bis der Fetakäse angeschmolzen ist!

fertig!

Tipp:

Probiere deine Lieblingsgewürze dazu aus

Auflauf aus Hackfleisch und Blumenkohl

für 2 Personen

Zutaten

400 g Blumenkohl
300 g Hackfleisch, gemischt
50 g Zwiebel(n)
20 g Butter
200 ml Sahne, 30% Fett
1 TL Rinderbouillon, instant
80 g Emmentaler, gerieben
Salz und Pfeffer
Muskat

Zubereitung

Blumenkohl in kochendem Salzwasser nur kurz

aufkochen (ca. 3 - 5 min), sodass der Blumenkohl noch fest ist. Anschließend die Blumenkohlröschen in Stücke schneiden und auf dem gut gebutterten Boden einer Auflaufform verteilen. Dann die Zwiebeln klein schneiden.

In einer Schüssel das Hackfleisch mit den Zwiebelstücken vermischen und gut mit Salz und Pfeffer würzen (je nach Geschmack noch andere Gewürze, wie z. B. Paprika und Knoblauch hinzufügen). Die Hackfleischmasse dann auf den Blumenkohl geben.

In die Sahne 1 TL Rindsbouillon, Salz, Pfeffer und Muskat sowie die Hälfte des geriebenen Emmentalers einrühren. Dieses Gemisch dann als oberste Schicht auf dem Auflauf verteilen.

Backofen vorheizen.

Dann bei 200 °C ca.25 Minuten das Ganze backen.

Zwischendurch den restlichen Emmentaler darüber streuen und fertig backen. So entsteht eine leckere Käsekruste.

fertig!

Minziger Morgen Obstsalat

Zutaten:
- ¼ Tassen kernlose rote Grapefruit
- ¼ Tassen kernlose grüne Grapefruit
- 1 Pflaume in Stücke geschnitten
- 1 Pfirsich, geschält und in Scheiben geschnitten
- ¼ Tassen Wasser
- 2 Minzblätter
- ½ Esslöffel Limettensaft
- ½ Esslöffel zerkleinerte Limettenzesten
- 2 Streifen Limettenschale

Anleitung:

Heizen Sie einen Kochtopf bei mittlerer Hitze vor. Leeren Sie das Wasser zusammen mit den Limettenschalenstreifen und die Minzblätter in den Kochtopf.

Kochen und garen bis die Hälfte der Flüssigkeit verdampft ist.

Nehmen Sie die Limettenschalen und Minzblätter aus dem Kochtopf und kühlen Sie die Mischung.

Fügen Sie die zerkleinerte Minze, die Limettenzesten und den Limettensaft hinzu und rühren Sie gut um.

Vermischen Sie vorsichtig die roten Grapefruits, die grünen Grapefruits, die Pflaumen und die Pfirsiche in einer Schüssel.

Leeren Sie die Limetten und Minzsoße über die Früchte und vermischen Sie es vorsichtig, bis alle Früchte ummantelt sind.

Servieren Sie sofort oder legen Sie es zuerst in den Kühlschrank.

Grünes und gelbes Gebäck

Zutaten:
- 2 Paprikas
- 1 Tasse Spinat, gehackt
- 4 mittelgroße Eier
- ¼ Teelöffel Pfeffer
- Eine Prise Salz

Anleitung:
Schneiden Sie den Kopf jeder Paprika ab und entfernen Sie die Kerne. Arrangieren Sie die Paprikas auf einer Backform und backen Sie sie in einem vorgeheizten Ofen bei 250 C für 10 Minuten. Nehmen Sie die Paprika aus dem Ofen und füllen Sie den Boden gleichmäßig mit gehacktem Spinat. Schlagen Sie ein Ei in die obere Hälfte jeder Paprika. Backen Sie es für ungefähr 15 Minuten oder bis das Eiweiß fertig ist.

Apfelmuffins

Zutaten:

4		Eier
1	Tasse	Apfelmus
½	Tasse	Kokosmehl
2	Esslöffel	Zimtpulver
1	Teelöffel	Backpulver
1	Teelöffel Vanille	Extrakt
¼	Tassen	Kokosöl
2	Teelöffel	Honig

Anleitung
Heizen Sie den Ofen auf 200 C vor. Platzieren Sie Apfel und Palmzucker in einen Kochtopf. Rühren Sie alles über niedriger Hitze zusammen, bis alles vermischt ist. Legen Sie alle Zutaten in eine mittelgroße Schüssel und mixen sie es mit einem Schneebesen. Fügen Sie Apfelmus hinzu, dann rühren Sie weiter, bis alles gut vermischt ist. Löffeln Sie den Teig in Papiermuffinschälchen. Backen bei 200 C für ungefähr 20 Minuten.

Gefüllte Aubergine

Auberginen sind lecker und eignen sich toll zum Befüllen mit allerlei schmackhaften und unterschiedlichen Dingen. Vom Hackfleisch bis zur Tomatenfüllung ist alles möglich. Da heißt es einfach ausprobieren und sein Lieblingsrezept finden! Zum Einstieg gibt es hier ein sehr einfaches Rezept mit einer salzartigen, herzhaften Füllung. Aubergine ist übrigens sehr reich an Vitamin A und C und Magnesium.

Zutaten:
- 2 Auberginen
- 200 g Tomaten
- 1 Zwiebel
- 1 Knoblauchzehe
- 1 grüne Paprikaschote
- 1 Prise Salz
- ein paar Zweige frischer Thymian
- 1 Prise Pfeffer
- Olivenöl
- Saft von 1 Zitrone

Und so wird's gemacht:
Zuerst werden die Auberginen gewaschen und mit einer Gabel ringsum etwas eingestochen. Dann kommen sie in eine Pfanne mit etwas Olivenöl und werden kurz rundum angebraten. Die Auberginen aus der Pfanne nehmen und halb schneiden. Die Innenseiten der Hälften mit Olivenöl bestreichen und

bei mittlerer Hitze (180°C) im Ofen für etwa 30 – 40 Minuten knusprig braten. In der Zwischenzeit die Zwiebeln, den Knoblauch, die Paprikaschote und die Tomaten klein hacken. Alles kurz in einer Pfanne mit etwas Olivenöl anbraten und mit Salz und Pfeffer würzen. Die Aubergine aus dem Ofen nehmen und die Schnittflächen mit etwas Zitrone, Salz und Pfeffer bestreichen. Die angebratene Tomatenmischung auf den Hälften der Aubergine verteilen und mit etwas frischem Thymian bestreuen.

BORSCHTSCH

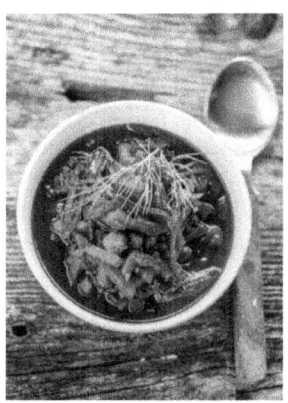

Zubereitungszeit 45 Minuten

Zutaten

- 2 l Brühe (selbst gekocht oder aus dem Glas)
- 500 g Weißkohl
- 2 Karotten
- 2 Zwiebeln
- ca 1 kg gekochte Rote Bete

- ein paar EL Tomatenmark
- zum Abschmecken Honig, Salz, Pfeffer, Weinessig, Kräuter

Zubereitung
Gekochte Rote Bete reiben, mit einem Schluck Weinessig mischen, stehen lassen, damit die Bete in der Suppe schön rot bleibt. Weißkohl in Streifen schneiden, Zwiebeln hacken, Karotten reiben.

Öl auf einer Pfanne erhitzen, Zwiebel darin glasig braten. Karotten zufügen, noch etwas dünsten, Tomatenmark einmischen. Alles gut durchdünsten.

Brühe erhitzen, Zwiebel-Karottenmischung eingeben, aufkochen lassen. Kohl zufügen, 20 Minuten kochen. Als letzte Bete zufügen, noch ein paar Minuten kochen.

Mit Honig, Salz, Pfeffer und Weinessig würzen. Borschtsch muss süß-sauer sein, das richtige Gleichgewicht vom Geschmack wirst Du schon erkennen.

Lass die Suppe noch etwas stehen, damit die Geschmäcke sich mischen können.

Schnittlauchlachs mit pochierten Eiern

Zutaten:
- [ ] 150 Gramm Lachsfilet
- [ ] 1 TL Petersilie
- [ ] 2 Hände voll Spinat
- [ ] 2 große Eier
- [ ] 1 TL Apfelessig
- [ ] Salz & Pfeffer

Zubereitung:
1. Bringen Sie Wasser in einem Dämpfer zum Kochen und geben Sie danach den Lachs in das obere Abteil
2. Während des Lachs gart, die Eier pochieren
3. Geben Sie nun den Spinat zum Lachs
4. Nachdem die Eier pochiert sind, geben Sie diese zusammen mit dem Lachs und den Spinat auf einen Teller

Vanillebrot mit feiner Mandelnote

Zutaten für einen Laib Vanillebrot:
6 Eier

60 g gemahlene Mandeln

2 EL geschmolzene Butter

2 EL Kokosmilch

1 TL Backpulver

2 TL geriebene Vanille

1 Prise Salz

Mandelscheiben zur Dekoration

Nährwertangaben gesamt:
Kalorien: 224,7 kcal

Kohlenhydrate: 3,5 g

Eiweiß: 11,1 g

Fett: 17,7 g

Zubereitung:
Eine Rührschüssel bereitstellen und darin die Eier mit der Kokosmilch, sowie der Butter und der Vanille, zu einer glatten Masse vermischen.

Dieser Masse die gemahlenen Mandeln gemeinsam mit dem Salz und Backpulver untermischen und so lange weiterrühren, bis sich die einzelnen Zutaten zu einer Teigmasse verbunden haben.

Eine ausgefettete Browniebackform bereitstellen und den Teig gleichmäßig darin verteilen und eventuell glattstreichen. Danach auf die Masse nur noch schnell die Mandelscheiben verteilen oder zu dekorativen Mustern anordnen, und schon kann das Vanillebrot im auf 180° C vorgeheizten Ofen in den nächsten 35 Minuten fertigbacken.

Eier Mit Curry-Füllung

Für 4 Personen

Zutaten:

6 hartgekochte Eier, halbiert

2 Esslöffel Kokosöl

3 Teelöffel Currypulver

2 Knoblauchzehen, feingehackt

160ml Paleo Mayonnaise (Rezept im Gewürzbuch)

halbe süße kleine Zwiebel, gewürfelt

1,5 Teelöffel Meersalz

Paprika (Gewürz)

(optional) halber Teelöffel scharfe Soße

Zubereitung:

1 Kokosöl bei niedriger Stufe schmelzen und mit Currypulver und Knoblauch mischen (wahlweise scharfe Soße).

2 Kochen, bis Knoblauch weich geworden ist, 1-2 Minuten.

3 Eigelb entfernen und in eine große Schüssel geben.

4 Mit Curry-Knoblauch-Mischung verrühren.

5 Verbliebene Zutaten hinzugeben und gut durchrühren.

6 Mit einem Löffel die Masse in die Eier geben und mit Paprika würzen.

7 Vor dem Servieren mindestens eine halbe Stunde im Kühlschrank lassen.

Wurst-Ei-Muffin Paleo-Style

Inhaltsstoffe
- Rohe Schweinefleisch Frühstückswurst - ¼ Pfund
- Ghee - 2 Esslöffel
- Eier - 2
- Grobkörniges Salz
- Schwarzer Pfeffer
- Wasser - ¼ Tasse
- Guacamole (auf Avocadobasis) - 1 Esslöffel (optional)

Anweisungen
1. Nimm 2 bis 3 Ausstecher und schmiere das Innere mit geschmolzenem Ghee ein.
2. Einen Ausstecher auf einen Teller legen und mit dem Wurstbrät füllen. Dann das Fleisch vorsichtig nach unten drücken, um ein Plätzchen bilden zu können.
3. Eine Pfanne bei mittlerer Hitze erwärmen, danach einen Esslöffel Ghee hinzufügen. Warte, bis das Fett zu schimmern beginnt und gebe dann das Plätzchen in die Pfanne (zusammen mit dem Austecher).
4. Warte, bis das Plätzchen von den Seiten des Austechers schrumpft, und entferne es dann (keine Sorge, das Plätzchen behält seine Form).

5. Das Wurstbrät auf jeder Seite ca. 2 bis 3 Minuten braten, bis beide Seiten vollständig gar sind.

6. Lege den Teig auf eine Platte.

7. Nimm zwei kleine Schälchen und Schlage in jedem ein Ei. Das Ei solange mischen, bis Eiweiss und Eigelb miteinander vermengt sind.

8. In der Zwischenzeit die Pfanne mit dem restlichen Esslöffel Ghee bei mittlerer Hitze erhitzen und warten, es anfängt zu schimmern.

9. Wenn das Ghee schimmert, lege zwei Ringformen in die Pfanne und giesse die 2 Eier in je eine Ringform.

10. Die Eier mit Salz und Pfeffer abschmecken und ¼ Tasse Wasser in die Pfanne geben, ausserhalb der Eierringformen.

11. Reduziere die Hitze von mittelhoch auf niedrig und decke die Pfanne mit einem Deckel ab. Die Eier in der abgedeckten Pfanne je nach Geschmack ca. 3 Minuten garen lassen.

12. Die Eier auf einen Teller geben.

13. Jetzt musst du nur noch den Muffin "zusammenbauen", indem du das Würstchen-Plätzchen in den 2 Eierkugeln einklemmst.

14. Optional kann eine Garnierung aus Guacamole oder Gemüse dazu serviert werden.

Süßkartoffel und Pinienkern Frittata

Für 4 Personen

Zutaten:

1 große Süßkartoffel, geschält und in dünne Scheiben geschnitten
¼ Tasse Pinienkerne
1 Handvoll Rucola
8 Eier
⅓ Tasse Wasser
Salz und Pfeffer
Frisch gehackte Petersilie

Zubereitung:

Backofen auf 180 Grad vorheizen.

Die Süßkartoffelscheiben in einem zugedeckten Topf mit Wasser auf mittlerer bis hoher Hitze kochen bis sie weich sind (ca. 10-15 Minuten).

In einer Schüssel Eier, Wasser, Salz und Pfeffer verquirlen.

Den Boden einer Auflaufform mit einer Schicht Süßkartoffeln auslegen. Pinienkerne und Rucola darüber geben. Den Prozess der Schichtung wiederholen bis alle Zutaten gleichmäßig verteilt sind. Dann die Ei-Mischung gleichmäßig darüber gießen.

Die Auflaufform in den Ofen schieben und für ca. 15-20 Minuten backen.

Danach mit gehackter Petersilie bestreuen und heiß servieren.

Guten Appetit!

Rosenkohl mit Maronen und Fenchel

Zutaten:

200 g Rosenkohl (am besten frisch)

Eine kleine Fenchelknolle (mit den Fenchelsprossen)

80 g Maronen

1 EL Kokosöl

Salz und Pfeffer

Zubereitung:

Den Ofen auf 180 Ober- und Unterhitze vorheizen. Den Rosenkohl putzen und waschen. In Hälften schneiden und auf ein Backblech legen. Den Fenchel in kleine Stücke schneiden und zu dem Rosenkohl geben. Die Fenchelsprossen klein schneiden und zur Seite legen. Die Maronen klein schneiden und auch auf mit auf das Backblech geben. Alles gut mit Salz und Pfeffer würzen und mit dem Kokosöl vermischen. Die Fenchelsprossen drüberstreuen und für 20 Minuten im Ofen garen.

Eine deftige Idee mit einer Portion Raffinesse kann ich dir auch noch anbieten:

SALAT MIT KNACKIGEM SPECK

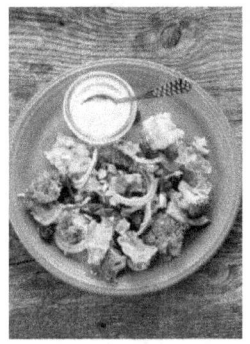

Zubereitungszeit 25 Minuten

Zutaten

- 8 Scheiben Speck
- 1 kleine rote Zwiebel
- 2 TL Apfelessig
- 1 Brokkoli
- 50 g Rosinen
- 50 g Walnüsse
- hausgemachte Mayonnaise
- Salz, Pfeffer

Zubereitung

Speckscheiben auf der Pfanne knusprig braten. Auskühlen lassen, in Stücke brechen. Dann Zwiebel hacken, Brokkoli in mundgerechte Stücke schneiden. Mit Mayonnaise vermengen. Rosinen, gehackte Walnüsse und Speckstückchen dazugeben, mit Salz und Pfeffer abschmecken.

Meeresfrüchte mit Zucchini-Nudeln

Zutaten:
- [ ] 1/2 mittelgroße Zwiebel, gewürfelt
- [ ] 2 EL Olivenöl 6 Knoblauchzehen, gehackt
- [ ] 1 Tasse Kokosmilch
- [ ] 1 Tasse kleine Jakobsmuscheln, ungekocht
- [ ] 1 Tasse Medium Garnelen, entfernt Schwänze
- [ ] 1 Tasse Tintenfischringe
- [ ] 2 EL Butterschmalz
- [ ] 1 EL frische Petersilie, gehackt
- [ ] 2 TL frischer Basilikum, gehackt
- [ ] 1 TL getrockneter Oregano
- [ ] 1/2 TL Salz
- [ ] 2 große Zucchini
- [ ] Frisch gemahlener Pfeffer zum Abschmecken

Zubereitung:
1. Erhitzen Sie Olivenöl in einer großen Pfanne, bei mittlerer Hitze.
2. Braten Sie die Zwiebeln für circa 5 Minuten an.
3. Geben Sie den gehackten Knoblauch zu und kochen Sie die Zutaten für eine weitere Minute

4. Vermengen Sie die Kokosnusscreme, die Meeresfrüchte und den Butterschmalz und geben Sie es in die Pfanne und lassen Sie alles für 6 – 7 Minuten simmern.

5. Nehmen Sie die Meeresfrüchte wieder aus der Pfanne und reduzieren Sie die Soße etwas ein und geben Sie die Kräuter und das Salz hinzu. Lassen Sie alles für weitere 20 Minuten kochen bis die Soße etwa zur Hälfte eingekocht ist.

6. Nun geben Sie wieder die Meeresfrüchte in die Pfanne und servieren Sie dazu Zucchini Nudeln.

Sesam-Erdbeer-Salat

Der Sesam-Erdbeer-Salat ist ein echtes kulinarisches Highlight. Da Sie bei einer Paleo Ernährung viel Salat essen, ist eine Variantenvielfalt und Abwechslung im Geschmack gefragt. Der Sesam-Erdbeer-Salat ist da genau das Richtige für Sie.

Zutaten:

2 Handvoll Rucola

½ Eisbergsalat

1 Handvoll Basilikumblätter

200 g Erdbeeren

2 Frühlingszwiebeln

2 EL Sesamsamen

2 EL Tahini

5 EL Gemüsebrühe

3 EL Weißweinessig

4 Zeige Thymian

2 Prisen Salz und Pfeffer

3 EL Sonnenblumenöl

1 EL Sesamöl

½ Orange

½ Zitrone

Nährwertangaben gesamt:
Kalorien: 919,9 kcal

Kohlenhydrate: 41,6 g

Eiweiß: 16,5 g

Fett: 73,3 g

Zubereitung:

Als erstes waschen Sie den Rucola, die Basilikumblätter und den Eisbergsalat gründlich. Danach zupfen Sie die Blätter in mundgerechte Stücke.

Schälen Sie die Frühlingszwiebeln und hacken Sie den weißen Teil klein. Aus dem grünen Teil der Frühlingszwiebel schneiden Sie dünne Ringe. Geben Sie die bearbeitete Frühlingszwiebel einfach komplett zum Salat in eine Schüssel und mischen das Ganze gut durch.

Nun waschen Sie die Erdbeeren und entfernen vorsichtig den Strunk. Dann halbieren Sie die Erdbeeren. Falls eine Erdbeere zu groß ist, vierteln Sie sie. Die Erdbeeren geben Sie mit in die Salatschüssel.

Hacken Sie den Thymian klein und pressen Sie eine Orange und eine Zitrone aus. Von der Orange können Sie die Schale abreiben. Den Orangen- und Zitronensaft mischen Sie mit dem Sonnenblumen- und Sesamöl, dem Abrieb der Orangenschalen und dem Thymian. Dies wird gefolgt von der Gemüsebrühe, Essig und Tahini. Mit Salz und Pfeffer können Sie das so zubereitete Dressing abschmecken. Das Dressing abschließend über den Salat geben und alles mit Sesam bestreuen.

Dill Essiggurken

Erträge 1 Quart

Zutaten:

0,9 kg Gurken 0,6cm dick geschnitten

3 Knoblauchzehen, grob gehackt

ca. 430 ml destillierter weißer Essig

570ml heißes Wasser

1 Esslöffel Naturhonig

4 Esslöffel Meersalz

1 Teelöffel Senfsamen

1 Teelöffel Koriandersamen

3/4 Teelöffel Dillsamen

ca. 215ml grob geschnittener, frischer Dill

Zubereitung:

1 Essig, Naturhonig, Salz, Senfsamen, Koriandersamen und Dillsamen in hitzebeständiger Schüssel vermengen .

2 Heißes Wasser hinzufügen und umrühren, bis der Honig sich zu einer klaren Flüssigkeit aufgelöst hat .

3 Auf Raumtemperatur abkühlen.

4 Gurken, Knoblauch und Dill in einer großen Schüssel mischen.

5 Die Salzmischung in die große Schüssel geben um die Gurken zu überdecken.

6 Die Gurken mit einem Teller überdecken, sodass die Gurken im Salzwasser bleiben.

7 Schüssel mit Frischhaltefolie bedecken und über Nacht in den Kühlschrank stellen. Ein bis zweimal umrühren.

8 In luftdichten Behälter stecken und für zwei Wochen aufbewahren.

Gegrillter Ananas-Burger

Inhaltsstoffe

- Rindfleisch (Hackfleisch) - 2 Pfund
- Geräucherte Paprika (bio) - 1 ½ Teelöffel
- Grüner Blattsalat
- Ananas (geschält, entkernt, geschnitten) - 1
- Zwiebelpulver - 1 Teelöffel
- Zwiebel (in Scheiben geschnitten) - 1
- Meersalz - 1 Teelöffel

Anweisungen

1. Den Grill auf mittlere Stufe vorheizen.
2. Nimm eine Schüssel und vermische das Hackfleisch mit den Gewürzen. Vermenge alles, bis eine einheitliche Mischung entsteht. Beginne dann die Plätzchen zu formen.
3. Grille die Plätzchen bis der gewünschte Garpunkt erreicht ist.
4. Nun können die Ananasscheiben ca. 4 bis 5 Minuten pro Seite gegrillt werden.
5. Die Burger mit allen Beilagen belegen und geniessen.

Fisch & Gemüse-Curry

Für 2 Personen

Zutaten:

400g weiße Fischfilets, in dicke Scheiben geschnitten
400g Kokosmilch
2 TL rote Currypaste
2 Karotten, in dünne Streifen geschnitten
2 Tassen Rotkohl, in dünne Scheiben geschnitten
Frischer Koriander

Zubereitung:

Kokosmilch und roten Curry in einer Pfanne bei mittlerer Hitze miteinander gut vermengen.

Fisch, Möhren und Rotkohl hinzugeben. Pfanne mit Deckel abdecken und für 4-5 Minuten kochen bis der Fisch durch ist.

Mit frischem Koriander servieren.

Guten Appetit!

HUMMUS MIT ROTER BETE

Zubereitungszeit 20-30 Minuten

Zutaten

- 2 große Beten
- 2 EL Tahini
- 120 ml Sonnenblumenkerne
- 120 ML Walnüsse
- 5 EL Zitronensaft
- 1 Knoblauchzehe
- 1 EL gemahlenen Kümmel
- geriebene Schale von 2 Zitronen
- Salz, Pfeffer

Zubereitung
Die Rote Bete schälen, in Stücke schneiden. Knoblauch zerdrücken. Bete weich kochen, kühlen. Alle Zutaten in der Küchenmaschine in eine cremige Masse verarbeiten. Abschmecken.

Schrimps mit Paleo Reis

Zutaten:
- [ ] 1 EL Kokosöl
- [ ] 1 Tasse weiße Zwiebel, fein gehackt
- [ ] 2 Knoblauchzehen, gehackt| 160 Gramm Garnelen, geschält und ohne Darm
- [ ] 1 mittelgroße Karotte, gehackt
- [ ] 1/2 Tasse Erbsen
- [ ] 1/2 rote Paprika, fein gehackt
- [ ] 2 Tassen gekochten Blumenkohl Reis
- [ ] 2 Eier, geschlagen
- [ ] Salz und Pfeffer nach Geschmack

Zubereitung:
1. Erhitzen Sie Kokosöl in einer Pfanne und geben Sie die Zwiebeln und den Knoblauch zu. Braten Sie diese Zutaten für wenige Minuten an.
2. Fügen Sie die Garnelen hinzu und kochen Sie diese für 1 Minute.
3. Geben Sie nun die Karotten, die Erbsen und die Paprika in die Pfanne und kochen Sie die Zutaten für 3 bis 4 Minuten.

4. „Graben" Sie in der Mitte der Pfanne ein Loch in die Zutaten mit einem Löffel und geben Sie in dieses Loch das geschlagene Ei.
5. Vermischen Sie nun das Ei mit den anderen Zutaten bis es geronnen ist.
6. Mit Salz & Pfeffer abschmecken und genießen.

Mediterrane Fischsuppe

Geschmacklich ist die Fischsuppe ein echter Hochgenuss und die Zubereitung simpel. Mit Garnelen und Muscheln.

Zutaten für 4 Personen:
400 g Fischfilet (z. B. Lachsfilet, Zanderfilet usw.)

8 Riesengarnelen

8 Jakobsmuscheln

2 Tomaten

½ Gemüsezwiebel

1 Fenchel

2 Karotten

2 Knoblauchzehen

1 Chilischote

1 EL Tomatenmark

750 ml Gemüsebrühe

1 Handvoll Petersilie

1 TL Paprikagewürz

1 Prise Salz und Pfeffer

1 EL Kokosöl

Nährwertangaben gesamt:

Kalorien: 1326,5 kcal

Kohlenhydrate: 24,6 g

Eiweiß: 150,1 g

Fett: 65,6 g

Zubereitung:

Waschen Sie die Karotten, schälen Sie sie und schneiden sie in kleine Scheiben, die Sie nochmal halbieren. Nun schälen Sie die Gemüsezwiebel, den Knoblauch und hacken beides, sowie eine Chili, klein. Schneiden Sie den Fenchel in dünne Scheibchen.

Die Karotten, Zwiebeln, Knoblauch, Chilli und den Fenchel geben Sie zum Anbraten für 5 Minuten in eine Pfanne mit Kokosöl. Anschließend geben Sie die zuvor gewürfelten Tomaten, das Tomatenmark, die Petersilie und die Gemüsebrühe hinzu. Lassen Sie das Ganze nun für 30 Minuten bei mittlerer Hitze kochen.

Waschen Sie den Fisch kurz mit Wasser ab und schälen Sie die Shrimps, welche entdarmt sein sollten. Geben Sie nun den Fisch, die Shrimps und Jakobsmuscheln in den Topf zu den anderen Zutaten. Lassen Sie das Ganze nochmal 5 Minuten gemeinsam kochen. Der Fisch ist gar, wenn er blättrig wird, die Shrimps verfärben sich pink.

Sie können übrigens auch mehrere Sorten Fisch nehmen, um die Fischsuppe weiter geschmacklich abzurunden. Probieren Sie einmal den Fenchel durch Stangensellerie zu ersetzen.

Jakobsmuschel Ceviche

Für 4 Personen

Zutaten:

0,5kg Jakobsmuscheln

1/2 kleine rote Zwiebel, fein gewürfelt

1 Teelöffel Knoblauch, gehackt

1 Avocado, geschält, entkernt, gewürfelt

1/3 Tasse frischer Koriander, fein geschnitten

1/2 Tasse frischer Limettensaft

1/2 Tasse frischer Zitronensaft

1/4 Tasse frischer Orangensaft

1 Teelöffel Olivenöl

Meersalz und Pfeffer nach ihrer Wahl

(optional) 1/2 Jalapeño, feingehackt

Zubereitung:

1 Alle Zutaten außer Avocado und Muscheln in einer großen Schüssel zusammenmischen und zur Seite stellen .

2 Die Muscheln in vierteln scheiden.

3 Danach die Säfte und die geschnittenen Muscheln in die Schüssel stellen, sodass alle mit der Marinade bedeckt sind.

4 Abdecken und für 3-4 Stunden in den Kühlschrank stellen.

5 Kurz vorm Servieren die Avocado hinzugeben.

Schokoriegel mit Cranberries und Nüssen

Für 24 Stück

Zutaten:

- 1 Tasse Mandeln, ohne Schale
- 1 Tasse Walnüsse, geschält
- 3 EL Kakaopulver
- 1 EL gemahlener Zimt
- 1 ½ Tasse Datteln
- ⅓ Tasse getrocknete Cranberries

Zubereitung:

Bei der Verwendung von getrockneten Datteln, diese in der Mikrowelle für 30 Sekunden (oder im Ofen für ein paar Minuten) erwärmen, so dass sie weich werden und sich leichter verarbeiten lassen.

Alle Zutaten, außer den Cranberries, in eine Küchenmaschine oder Mixer geben und gut vermengen.

Die Mischung in eine Schüssel geben und getrocknete Cranberries hinzufügen.

Die Mischung fest auf einem mit Backpapier ausgelegten Backblech verteilen.

Im Kühlschrank für ein paar Stunden abkühlen lassen.

Vor dem Servieren die abgekühlte Masse in Riegelform zuschneiden.

Guten Appetit!

Paleo Fladenbrot mit Gemüse

Zutaten für das Fladenbrot:
- ☐ 1 Tasse Mandelmehl
- ☐ 2 EL Pfeilwurzpulver
- ☐ 1 TL Backpulver
- ☐ 1 TL Salz
- ☐ 1 TL getrockneter Oregano
- ☐ 1 TL getrocknetes Basilikum
- ☐ 2 Eier
- ☐ ¼ Tasse Mandelmilch

Zutaten für den Belag:
- ☐ 3 Scheiben Speck
- ☐ Olivenöl
- ☐ 1 Schalotte (geschält in dünne Scheiben geschnitten)
- ☐ 1 gehackte Knoblauchzehe
- ☐ ¼ Tasse gewürfelte, rote Paprika
- ☐ ½ in Scheiben geschnittene Avocado
- ☐ 2 Tassen Rucola Blätter

Zubereitung:
1. Heizen Sie den Backofen auf 220 Grad vor und lassen Sie darin ein Backblech für einige Minuten erwärmen.
2. Geben Sie das Mandelmehl, Pfeilwurzpulver, Oregano und Basilikum in eine Schüssel und verrühren Sie die Zutaten gut. Geben Sie dann die Eier und die Mandelmilch hinzu und verrühren Sie alle Zutaten gründlich.
3. Verteilen Sie den Teig auf einem Backpapier und geben Sie ihn für ca. 10 Minuten in den Ofen, bis sich eine leicht goldene Kruste bildet.
4. In der Zwischenzeit braten Sie den Speck in einer Pfanne knusprig an. Trocknen Sie danach den Speck auf einem Küchentuch und schneiden Sie den Speck in kleine Stücke.
5. Geben Sie die Schalloten und den Knoblauch in die Pfanne und braten Sie die Zutaten für 4 Minuten an.
6. Nehmen Sie den Teig aus dem Ofen und beträufeln Sie ihn mit Olivenöl. Geben Sie auf den Teig nun die Schalotten, den Knoblauch, den Speck, die Paprika und die Avocado und geben Sie alles wieder für 2 bis 3 Minuten in den Backofen.
7. Danach aus dem Ofen nehmen und für 5 Minuten abkühlen lassen und mit Rucola belegen uns sofort servieren.

Kohlrouladen als Zeitreise in die Vergangenheit

Zutaten für 4 Personen:
1 Weißkohl

500 g Rinderhack

1 Ei

1 Zwiebel

1 Knoblauchzehe

500 ml Gemüsebrühe

2 TL Senf

2 TL Paprikapulver

1 halber Bund Petersilie

Pfeffer, Salz und Majoran zum Würzen

Nährwertangaben gesamt:
Kalorien: 959,8 kcal

Kohlenhydrate: 40,5 g

Eiweiß: 124,0 g

Fett: 30,7 g

Zubereitung:
Die Blätter des Weißkohls einzeln entfernen und jene mit braunen Stellen oder Löchern entfernen. Alle übrigen Blätter kurz in heißem Wasser blanchieren und in Eiswasser abschrecken. Danach die Blätter sofort mit einem Trockentuch oder Haushaltsrolle abtrocknen, damit die Blätter nicht matschig werden.

Im Anschluss die Füllung zubereiten, indem das Hack mit dem Ei und dem Senf vermengt wird. Danach werden der Masse Aromastoffe, wie gehackte Zwiebel und Knoblauch, sowie fein gehackter Majoran und Petersilie hinzugefügt. Abschließend muss die Füllung lediglich mit Paprikapulver, Salz und Zwiebeln nach Belieben gewürzt werden.

Diese Fleischmasse wird nun zu kleinen rechteckigen Frikadellen geformt und auf jeweils in der Mitte eines Kohlblatts mit der Hand kurz angedrückt. Zur Befestigung der Rouladen eignet sich entweder Küchengarn oder Zahnstocher. Deren Anzahl sollte jedoch bei allen Kohlrouladen die gleiche sein, um bei Bedarf sofort zu wissen, wann sich ein Zahnstocher während des Garens gelöst hat.

Die Kohlrouladen nun kurz in einer Pfanne zusammen anbraten und danach mit Gemüsebrühe ablöschen und für 30 Minuten fertiggaren lassen. Die Brühe muss nach dem Kochen nicht weggeschüttet werden, sondern kann mit der Kohlroulade auf einem tiefen Teller serviert werden.

Gesüßte Babykarotten

Für 4 Personen

Zutaten:

1 Esslöffel Ghee

450g Baby Karotten

1/2 Teelöffel zerriebene Zitronenschale

3/4 Tasse frischer Ananassaft

1/3 Tasse Wasser

(optional) Petersilie

Zubereitung:

1 Ghee in großem Topf erwärmen.

2 Alle anderen Zutaten außer Petersilie hinzugeben und köcheln lassen.

3 Ab und zu umrühren und 20 Minuten kochen lassen oder bis die Möhren fertig sind.

4 Mit Petersilie verzieren, wenn gewünscht.

MANDELMILCH-FRISCHKÄSE

Zubereitungszeit 20 Minuten, + 8-12 Stunden zum Einweichen

Zutaten

- 240 ml Mandeln, ungeröstet
- 80-120 ml Wasser
- 1/2 TL Meersalz
- 1 TL Apfel-Cider-Essig
- 1 TL Zitronensaft

Zubereitung
Mandeln über Nacht oder wenigstens 8 Stunden im Wasser einweichen. Abgießen, abspülen. Dann kochendes Wasser draufgießen, 5 Minuten stehen lassen, damit die Schale sich löst. Mandeln mit Händen schälen. Zusammen mit Salz, Apfel-Cider-Essig und Zitronensaft in die Küchenmaschine tun, verarbeiten, bis eine cremige Masse entsteht. Wenn Du es salzig wünschst, kannst Du Kräuter und Gewürze zufügen. Um süßen Frischkäse zu kriegen, füge Vanilleextrakt und Versüßer nach Belieben hinzu.

Paleo Apfel Muffin

Zutaten für 6 Muffins:
- [ ] 75 ml Apfelmus
- [ ] 2 Eier
- [ ] ½ Tasse Kokosöl
- [ ] ½ TL Vanillepulver
- [ ] ½ TL Honig
- [ ] ¼ Tasse Kokosmehl
- [ ] 1 EL Zimt
- [ ] ½ TL Backpulver
- [ ] ½ Backnatron
- [ ] 1/8 TL Salz

Zubereitung:
1. Heizen Sie den Ofen auf 200 Grad vor.
2. Fetten Sie die Muffinformen ein.
3. Vermischen Sie in einer Schüssel Apfelmus, Eier, Kokosöl, Honig und Vanille.
4. Unterrühren Sie Kokosmehl, Zimt, Backpulver, Natron uns Salz und rühren Sie alle Zutaten gut um.
5. Verteilen Sie den Teig in den Muffinformen. Füllen Sie jeweils nur zwei Drittel der Formen voll.

6. Geben Sie die Muffinformen für 20 Minuten in den vorgeheizten Backofen.
7. Nach dem Backen abkühlen lassen und genießen.

Süßkartoffelnudeln mit Orangenhähnchen

Zutaten für 4 Personen:
2 große Süßkartoffeln

400 g Hähnchenbrustfilet

300 ml Orangensaft

150 ml Hühnerbrühe

2 EL Apfelessig

2 TL Kräutersalz

2 TL gehackter Ingwer

2 TL Ghee

2 Knoblauchzehen

1 Zwiebel

Salz und Pfeffer nach Belieben

Nährwertangaben gesamt:
Kalorien: 1232,7 kcal

Kohlenhydrate: 95,6 g

Eiweiß: 103,3 g

Fett: 44,9 g

Zubereitung:

Zuerst wird die Orangensauce zubereitet. Dafür werden zuerst der Ingwer und die Zwiebel von den Schalen befreit und danach fein gehackt. Zusammen mit Apfelessig, Hühnerbrühe und Orangensaft, sowie 1 TL Kräutersalz in einer Schüssel mit einem Stabmixer zu einer Sauce pürieren und vorerst zur Seite stellen.

Die Süßkartoffeln mit einem Sparschäler schneiden und diesen bei Bedarf auch verwenden, um an Bandnudeln erinnernde Streifen aus den Süßkartoffeln zu schneiden.

Im Anschluss eine Pfanne auf dem Herd bereitstellen und darin 1 TL Ghee schmelzen lassen, bevor darin die Süßkartoffelstreifen angebraten werden.

Die vorbereitete Orangensauce über die Süßkartoffeln geben und sofort die Hitze reduzieren. Nun mindestens zwanzig Minuten einkochen lassen, damit die Sauce die gewünschte Konsistenz erhält.

Eine zweite Pfanne auf dem Herd stellen und darin ebenfalls einen TL Ghee erhitzen. Während der Wartezeit das Hähnchenfleisch zu kleinen Medaillons formen und mit Gewürzen nach Belieben und mit einer gewürfelten Zwiebeln anbraten.

Die Süßkartoffelnudeln mit der Orangensauce auf vier Tellern anrichten und das Hähnchen und die Zwiebeln auf oder neben den Nudeln platzieren.

www.ingramcontent.com/pod-product-compliance
Lightning Source LLC
Chambersburg PA
CBHW071829080526
44589CB00012B/960